Dr. YOSHI

アメリカ開業医は
つらいよ!

～留学から15年、私が見た本当のアメリカ医療～

豊見城中央病院小児科部長
二木 良夫

克誠堂出版

はじめに

私は新潟大学医学部を卒業後、沖縄県立中部病院で初期研修を受け、その後日本で六年間働いたあと渡米した。六年間の研修期間（レジデント、フェロー）のあと、九年間米国（ピッツバーグ、ハワイ）で小児科、小児神経科専門医として開業した。合計十五年間アメリカで働いたのち帰国し、二〇〇八年七月より沖縄の研修病院で小児科医として働いている。

アメリカでの研修の充実ぶりは多くの人が語っており、私も異論はない。医療超大国アメリカの光の部分である。しかし、この研修期間は、教育を行うためのある意味特別な時期であり、現実的な部分、つまりお金のことを考えることはほとんどない。いったん研修を終え開業すると、それまで見えなかった、華やかなアメリカ医療のさまざまな問題点、影の部分が見えてくる。アメリカは医師過剰になっており、研修終了後の外国人医師の就労ビザ取得は至難の業である。研修修了後もアメリカにスタッフとして残れる日本人医師はごく少数である。そのような状況下で、アメリカにおける臨床研修の素晴らしさ、光の部分は多く語られるが、影の部分の情報はあまり聞こえてこないように思われる。今、日本の医療制度改革にあたり、アメリカの真似をしようとしているという話も聞く。医学教育においてアメリカは文句なしに先進国だが、現場の医療においては他山の石とすべき点が山ほどある。特に大きな問題は、医療保険と医療訴訟である。本書において、前半は開業にいたるまでの経過、エピソードを述べようと思う。臨床研修の細かいことに関しては、多くの医師が語っており、この本の主旨ではないので細部には触れないことにする。後半では開業してみて経験したアメリカ医療の影の部分、特に医療保険と医療訴訟について述べてみようと思う。今後の日本の医療を考えていくうえで、先進国アメリカでの現場の実情を知ることは意味があると思われる。

もくじ

第１章　憧れのアメリカ研修医

A．沖縄での始まり　～沖縄県立中部病院での研修～

◉カルチャーショック

私は六年間の大学時代を新潟で過ごした。大学時代は外国になどまったく興味がなく、海外旅行も行ったことがなかった。そんなお金があるなら、温泉にでも行ったほうがよいという、どちらかというと純和風の、授業もあまり真面目に出ない平凡な医学生であった。卒業をひかえ、そろそろ進路を考える六年生の時に、「沖縄県立中部病院」の話を耳にした。とてつもなく忙しいが、大学で研修するのとは比べ物にならないくらい、医者としての実力がつくという話である。当時は大学卒業後、地元もしくは卒業大学の医局に入るのが当たり前で、九割以上の医学部卒業生は大学に入局するという時代であった。体力なら中学、高校と柔道で鍛えていたので自信はあったし、新潟の冬の寒さ、鉛色の空に辟易していたので、青い空、青い海の沖縄での研修がバラ色に感じられた。また何より医者としての実力がつくということに魅力を感じ、沖縄県立中部病院というところで研修をしたいと思うようになった。しかし、こちらがしたいと思っても研修医として採用されないことにはどうしようもない。沖縄県立中部病院は当時からやる気のある学生には有名な病院で、定員の二、三倍の応募があった。そして試験のみならず面接まで英語で行われるという。私は純和風であったので、英語はからきしダメだった。とりあえず、自己紹介を含めて面接で聞かれそうなことを日本語で書き、その文章を英語が得意な友人に英訳してもらい、それをさらに暗記することにした。友達が作ってくれた英訳を見て、私は覚えていないが、彼にこう尋ねたそうである。「おい、ここに書いてあるPediatricsって何だ?」。私は小児科志望である。その小児科志望の医学生が「Pediatrics」という単語も知らずに、英語の試験を受けようとしていることに彼は唖然としたそうである。面接で何を聞かれたかはあまり覚えていない。とにかく自分は体力には自信があるんだということを、一所懸命、下手な英語で言っていたことだけは覚えている。筆記試験のほうは、これまた惨憺たるものであった。大学で教わったこともないような、救急室での最初の処置、点滴の内容、そして速さなど、とにかく実践的なことが次から次へと、しかも英語で問われるのである。まったく分からず、時々鉛筆をころがしながら、とにかく答案用紙を埋めた。不合格間違いなしと思い、がっかりしながら東京の試験会場を後にした。ところが、私が小児科志望であったことが幸いした。当時の沖縄県立中部病院では、成績順に研修医を採用すると、研修医二十人のほとんどが内科と外科になってしまうのである。小児科の研修医も必要なため、小児科志望の場合、成績が下のほうでも採用されることがあった。幸運にも小児科の、それも補欠で、沖縄県立中部病院の研修医に採用されることになったのである。これで、その後の人生が大きく変わった。

沖縄県立中部病院は、現在の卒後臨床研修のモデルになった病院である。古くからアメリカ式の臨床研修を取り入れており、ハードな研修は知る人ぞ知るといったところであった。多くの研修医は学生の時に夏休みなどを利用して病院実習を行い、すでに沖縄県立中部病院の雰囲気などは知っているようであった。私はそんなことは何も知らず、一度、学生時代に沖縄に来たことはあったが、沖縄県立中部病院には立ち寄りもせず遊んでいた。そのため、そこでの研修はすべてが衝撃的であった。最初に研修委員長の真栄城先生が、研修医オリエンテーションでこう言われた。「お前たちには首から上はいらん。本なんか読んで勉強している暇はない。そんな時間の無駄をするより、どんどん質問して学んでいけ」。これを聞いて、これから来るであろう生活のすさまじさにびびると同時に、内心ラッキーとも思った。学生時代はあまり勉強せず、研修医にもかろうじて入れてもらったということで、知識にはまったく自信がない。そこに本を読まなくてもよいというお墨付きをいただいたのである。これ幸いとばかりに他の先生方に聞きまくった。「聞く前に少しは調べろ」「お前は本当に国試を通ったのか?」と怒られたり、あきれられたりした。インターンで小児科をローテーションしている時は「お前は本当にしつこい。小児科に来るというから教えてやるが、そうじゃなかったら教えてやらんところだぞ」と言われたりもした。しかし研修委員長のお墨付きをもらっているので、めげずに聞きまくった。時には怒りながらも、このしつこい研修医の質問に諸先輩方は付き合ってくれた。こうして少しずつ知識を増やしていった。

◉憧れの黒帯たち

沖縄県立中部病院での研修に関しては、いろいろな人がいろんなところで語っているの

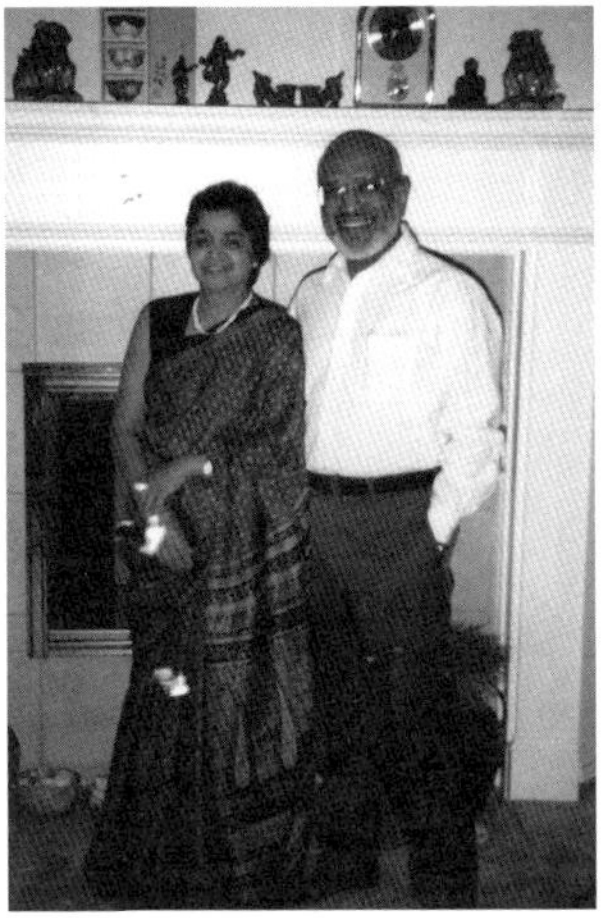

写真１　沖縄県立中部病院時代の恩師、Dr.Talwalkar

で、多くは述べないことにする。ただ、青い海と青い空どころではなく、よれよれになっているうちに最初の夏が終わっていた。しかし、学閥もなく、自由闊達に意見を述べ合いながらの研修は、実に充実したものだった。そしてまわりには、アメリカで臨床研修を受けた先生方をはじめ、自分も十年たったらあのようになれるだろうかというような、黒帯、達人がごろごろしていた。中でも、自分の恩師であるハワイ大学研修プログラムディレクターのDr. Talwalkar（写真１）や、毎年十～十五人米国から招請する短期講師たちの印象は強烈であった。当時の私は、英語はほとんど話すことができず、講義も十分の一くらいしか理解できなかったが、彼らからは、本物のもつ凄さ、かっこよさが伝わってきた。研修医の時代に、自分の目標となる医師たちに出会えるかどうかは、その後の医師としての人生に大きな違いが出る。その点、私は実に幸運であった。このような環境の中で、純和風の人間でもアメリカで研修を受けてみたいと思うようになっていった。しかし自分のような平凡な研修医にはとても無理な夢だと思い、その頃は単なる憧れにすぎなかった。

沖縄県立中部病院で三年間小児科研修をした後、一年間、沖縄県立八重山病院で小児科としての勤務を経て、地元の大学の小児科に入局した。その半年後に関連病院に赴任。この頃から、中部病院で見た本物の医者たちへの憧れが徐々に強くなった。米国での臨床研修を真剣に考えるようになり、ECFMG（Educational Commission for Foreign Medical Graduates）の勉強を開始した。医者になってから日常診療をしながらの試験勉強、特に基礎医学の勉強をするのは苦痛である。とにかく時間を作り、一つずつ試験に合格していった。すべて合格した後、恩師のDr. Talwalkarに相談し、アドバイスをいただいた。一概に米国の研修プログラムといっても千差万別で、プログラムによってはこき使われるだけで勉強にならないところもある。やはり良いプログラムに行くべきだが、そういうところはアメリカ人でも難しい。しかし無給ならとってくれる可能性は十分あるので、一所懸命働いて留学費用をためなさい……というものであった。Dr. Talwalkarが紹介状を書いてくださり、一九九一年よりWashington University（ワシントン大学）、St. Louis（セントルイス）小児病院で小児神経クリニカルフェローとして、二年間の予定で研修を開始することになった。

B．初めてのアメリカ　～セントルイス小児病院～

◉英語が通じない！

セントルイスに着いてまずショックだったのは、英語が全然通じなかったことである。ＥＣＦＭＧの英語テストに合格し、駅前留学、一年千時間ヒアリングマラソンもやってみた（実際には六百時間くらい）。さらに富士山麓での十日間英語合宿、十日後には寝言まで英語になるというふれこみの合宿にも参加した（これはお金の無駄であった）。このように自分なりに英語を勉強してきたつもりだったのだが、聞くことも話すこともまったくできない全失語の状態なのである。私は小児神経を一からアメリカで勉強しようと思っていたので、小児神経に関してはずぶの素人。せめてカルテを読んで患者を把握しようとするのだが、略語のオンパレードで、カルテはほとんど暗号である。さらに当時は電子カルテはまだなく、すべて手書き。しかも医者の字が汚くてほとんど読めない。無給の場合、どこまでやらせてくれるかは病院によってかなり異なる。セントルイス小児病院の場合、私の肩書きはフェローであったが、実際にはオブザーバーであり、責任はまったくなかった。たとえ病院に行かなくても、文句を言われないのである。実際、英語も話せない、システムも知らない、小児神経の知識もない状態では、働けと言われても難しかったと思う。しかし自分はアメリカに勉強しに来たのであって、長期観光旅行に来たわけではない。インターンと一緒にオンコールをさせてもらうように頼み、医学生になったつもりで英会話、小児神経学、システムを勉強していった。

◉黒帯がごろごろ

ワシントン大学はさまざまな分野においてノーベル賞受賞者を十四人も輩出しており、そこの小児病院であるセントルイス小児病院は、症例数、スタッフ（attending physi-

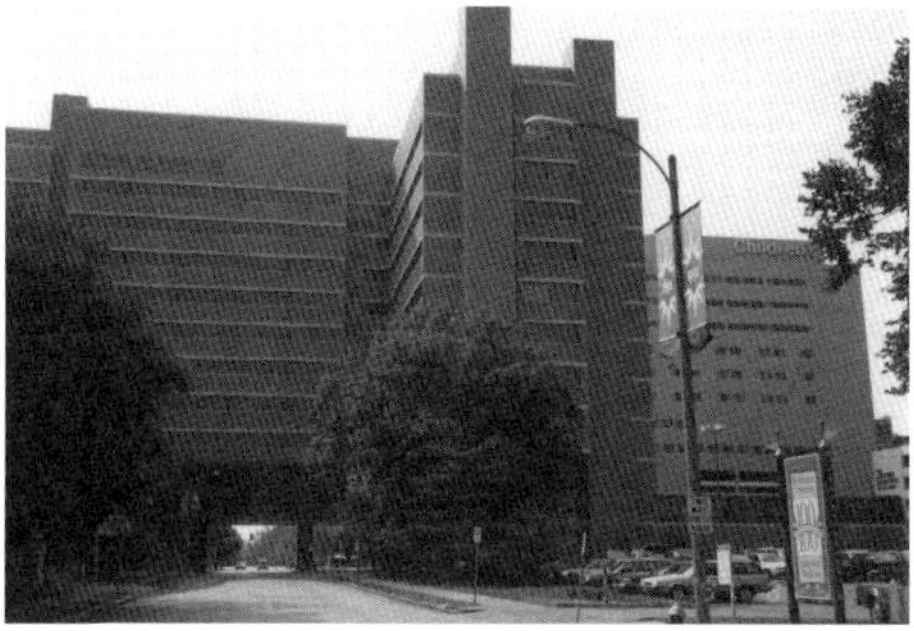

写真2　ワシントン大学とセントルイス小児病院

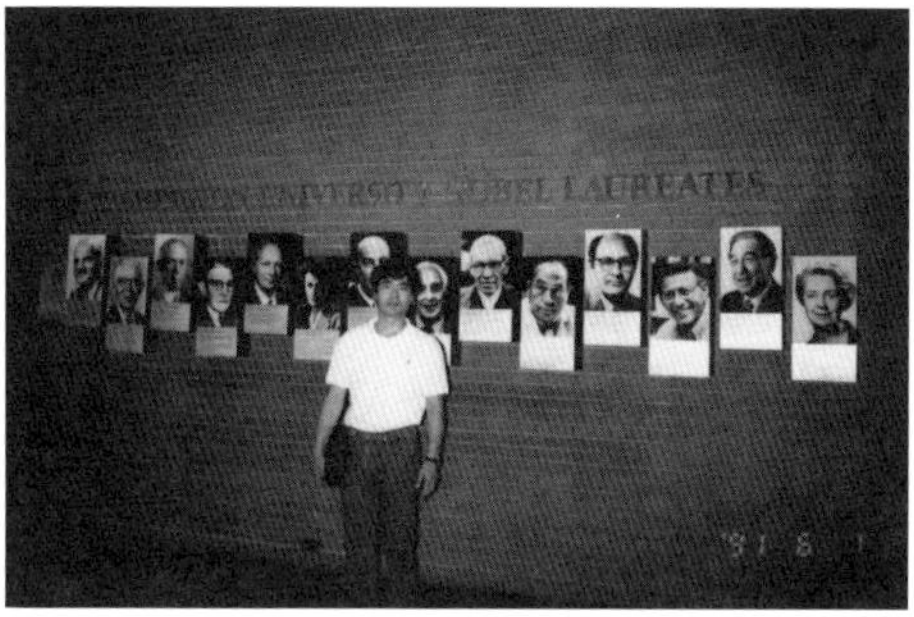

写真3　ワシントン大学出身の14人のノーベル賞受賞者の前で

cian）ともに全米のトップクラスの病院である（写真2、3）。カンファレンスも多く、その研修は実に充実していた。教授、助教授、講師などのスタッフは小児神経だけで約十人もおり、黒帯、達人がごろごろいた。その中でも印象的だったのは、Dr. Prenskyであった。彼は教授であるが、体はメタボ、ネクタイはよそを向いていて、髪の毛も飛び跳ねている。太くて大きい声で、ゆっくりとしゃべり、招待教授の大講堂での講義の時は、大きないびきをかいて居眠りをする。専門の研修医であるフェローとの小人数回診の時は、アイスクリームをおいしそうに食べながら回診する。その風貌はとても賢そうには見えないのである。ある時、Dr. Prenskyが自分の外来から患者を病棟に入院させた時のことである。その患者は病棟に上がると、他の医者に、Dr. Prenskyは少し知恵遅れじゃないかと尋ねたほどである。しかしいったん口を開くと、その知識には誰もが舌を巻く、米国小児神経界の大御所の一人である。一度、彼のオフィスにある文献を取ってくるよう頼まれたことがある。あまり広くない部屋に七段の本棚が六、七個置いてあり、すべて文献がぎっしり詰まっていた。日本ではめったに見ないような、いろいろなタイプのすごい人たちを間近に見ることができた。

◉無給はつらいよ

セントルイスでは無給の身であり、また英語に悪戦苦闘していたので、金銭的にも精神的にも余裕がなく、ほとんど病院とアパートの往復だけであった。一度だけ、患者の家族に招待されたことがある。患者は六歳の女の子で脳腫瘍と診断され、脳外科による摘出手

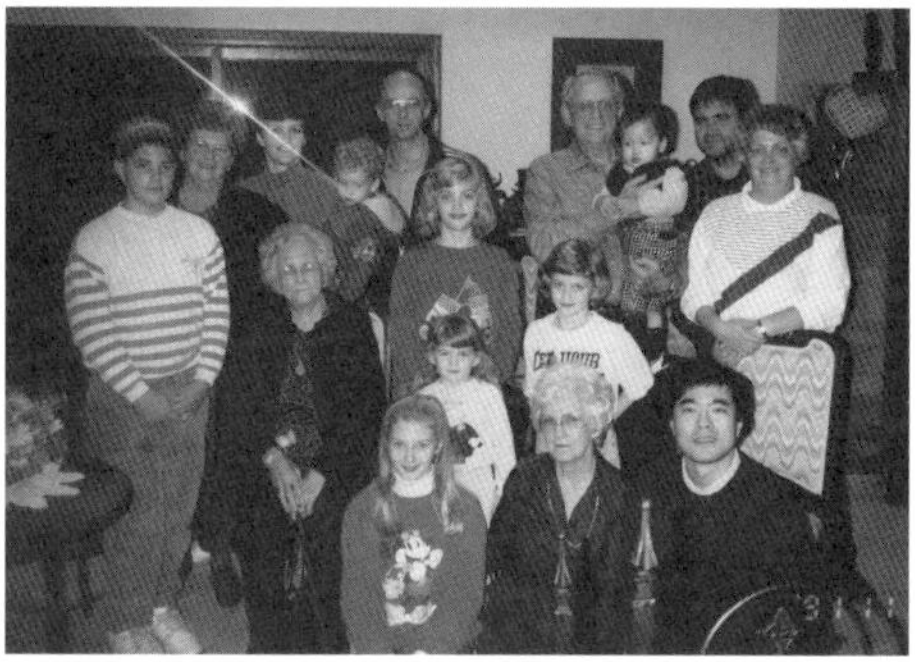
写真4　脳腫瘍の患者とその家族と一緒に

術を受けた。幸い手術はうまくいき、大きな後遺症も残らなかった。レジデントは多くの患者を受け持っており、一人一人に十分時間をとって接することができない。私はまだ来て間もない頃で、受け持ち患者の数もごく一握りであったので、他の医者の数倍の時間をその子に費やしていた。退院する頃には大変親しくなり、アラカンサス州の自宅に招待してくれた。セントルイスから車で五時間のドライブである。こんな遠くから通っているのかと、日本とのスケールの違いに驚いた。その子の家は、州都リトルロックのはずれ、アメリカ中西部の田舎町にあった。家にたどり着くと、祖父母、叔父、叔母などを含む十五人ほどが一族総出で私たち家族を温かく出迎えてくれた（写真4）。祖父はその町の小さな銀行で働いていたという気品のある紳士であった。みんな東洋から来た医者が珍しいらしく、ご馳走を食べながら、日本についての質問攻めにあった。一泊させてもらい、のんびりした旅行を楽しんだ。その家族からは今でもクリスマスカードが贈られてくる。

一年たって、少し慣れてきたころ、当初計画した二年分の蓄えでは、とても二年間の生活はもたないことに気がついた。病院とアパートの往復のみという日々にもかかわらず、出費はかさむものである。これで引き揚げたら、英語も小児神経の知識もすべて中途半端な状態で帰国することになる。それと同時に、基本的に責任のない自分のポジションに疑問が出てきた。臨床のトレーニングにおいて、責任の有無は非常に重要である。真剣さにおいて、やはり違いが出てくるのである。こうした気持ちの変化から、正式のフェローシップのポジションを探すことにした。渡米して約一年たった一九九二年四月であった。

とりあえず片っ端から、あちこちのプログラムに空いているポジションがないか電話をかけた。アメリカでは遅くとも半年前、ふつう一年前にはほとんどのポジションは決まっている。この時期に七月からのポジションを探すのは容易ではなく、ある意味非常識でもあった。しかしこちらも生活がかかっているので、そんなことも言っていられない。幸運にも、アラバマ大学（University of Alabama at Birmingham：ＵＡＢ）のアラバマ小児病院に、一つポジションが空いていた。以前のプログラムディレクターが健康上の理由から、責任をもって教えることができないとのことで、しばらくフェローを採用していなかった。そして今回、テキサスのベイラー大学から新しいディレクターを迎えて、研修プログラムを再開するというのである。幸い、そのフェローポジションを得ることができた。

◉何を知っているかより、誰を知っているか

ポジションを得ることができた一番大きな理由は、強力な推薦状である。アメリカは一つのポジションに世界各国から多くの申し込みがある。それらに対し、性別、年齢、人種、宗教などで差別してはいけないということが法律で決められている。そこで大きくものをいうのが推薦状である。どこの馬の骨か分からない人間より、自分がよく知っている人間の推薦状があれば、安心して採用することができる。私がボストン小児病院で研修していた時、スタッフの一人は名門メイヨークリニック（Mayo Clinic）でレジデントをしつつ、ハーバード大学のＭＧＨ（マサチューセッツ総合病院）でのフェローシップを考えていたそうである。しかしそのポジションは人気があり競争率が高かったので、メイヨークリニックのスタッフに相談したところ、そのスタッフはＭＧＨのスタッフを知っており直接電話をかけて頼んでくれ、その場で採用が決まったと言っていた。アメリカでは、何を知っ

ているかより、誰を知っているかのほうが重要であると言われる所以である。日本は和を以って貴しとなす国である。アメリカは個人プレーの国と思われがちだが、アメリカでもチームプレーができないと良い推薦状はもらえず、良いポジションにつくことは難しいと言える。セントルイス小児病院での私のボスDr. Dodgeは、Dr. Prenskyとともに小児神経界の大御所的存在であった。その人が、英語が下手で、知識も不十分だが、無給で一所懸命働いている日本人を評価してくれて、非常に良い推薦状を書いてくれたのである。こうして何とか首の皮がつながり、一九九二年から三年間、南部アラバマで研修を続けることになった。

C. 南部の黒人英語に苦労する　〜アラバマ小児病院〜

◉Deep South（深南部）アラバマ

最初、アラバマに行くことが決まった時、セントルイスの友達が心配してくれた。「YOSHI（著者の愛称）、お前は本当にアラバマに行くのか？『風と共に去りぬ』という映画を見たことがあるか?」「あるよ」「そうか、あれが南部だ」。何を言っているのか、すぐにはピンとこなかったが、現代のアメリカでも南部に対しての偏見が残っている。北部の人間にとって、南部というのは白人が黒人を搾取していた、人種差別の強い野蛮な所というイメージがまだ残っているのである。そう言われて私も不安になってきた。ちょっと調べてみると、アラバマはジョージア、ミシシッピ州とともにDeep South（深南部）と言われ、保守的といわれる南部でも特に保守的な州である。黒人教会が爆破されたり、白人の女性に色目を使った黒人男性が翌日は樹に首を吊られていたというのは、ほんの三十年前にあったエピソードである。バーミングハム（Birmingham）にあるcivil right museum（公民権博物館）にはその頃の生々しい写真が展示してあった。すでに契約書にサインをしたあとだったが、有色人種としてどんな扱いを受けるか、イエローモンキーと言われ石を投げられたりしないか不安になってきた。偶然にも沖縄県立中部病院の大先輩である西平先生が、アラバマ大学で二十年前に神経内科のレジデントとして研修されていたことを知った。早速、国際電話で尋ねてみると、西平先生が研修をされた頃には、すでにそういうことはなくなっていたとのこと。「のんびりしたいいところですよ、楽しんできてください」と明るく言われたのでホッとした。

バーミングハムに着いた日、小児神経プログラムのオフィスに挨拶に行った。秘書がにこやかに、アラバマは海も近いし、山も近いし、こんないいところはないと話してくれた。海が近いっていうのは素晴らしいけど、いったいどのくらいかかるのかと聞くと、車でたった五時間(!)との答えであった。車がなければスーパーにも行けないアメリカでは、車に対する感覚がかなり違うのである。

バーミングハムのような田舎には、日本人はいないのではないかと思っていたが、日本人はどこにでもいるもので、UABに研究に来ている日本人は意外にもたくさんいた。西平先生のほかにも沖縄県立中部病院の先輩である久場先生がUABで神経内科の研修をされており、久場先生はその後もバーミングハムで神経内科専門医として開業されていた。アラバマ滞在中は大変お世話になった。小児神経のフェローシップは三年間で、最初の一年間はAdult Neurology（神経内科）、二年目はPediatric Neurology（小児神経）、三年目は脳波、神経放射線などのelective（選択）である。一年目の神経内科は、小児科がバックグラウンドの小児神経フェローにとって、決して楽しい一年ではない。しかし多くの脳卒中を診ることによって、神経解剖、神経理学所見のとり方、神経疾患の基本的な考え方をたたきこまれる、非常に重要な一年である。日本では、小児神経の医者が神経内科を研

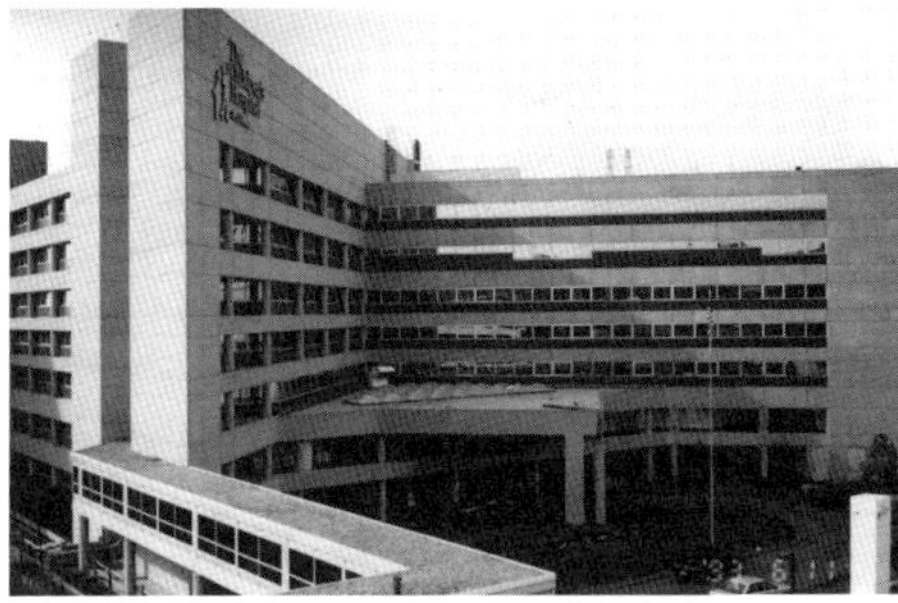

写真５　アラバマ小児病院

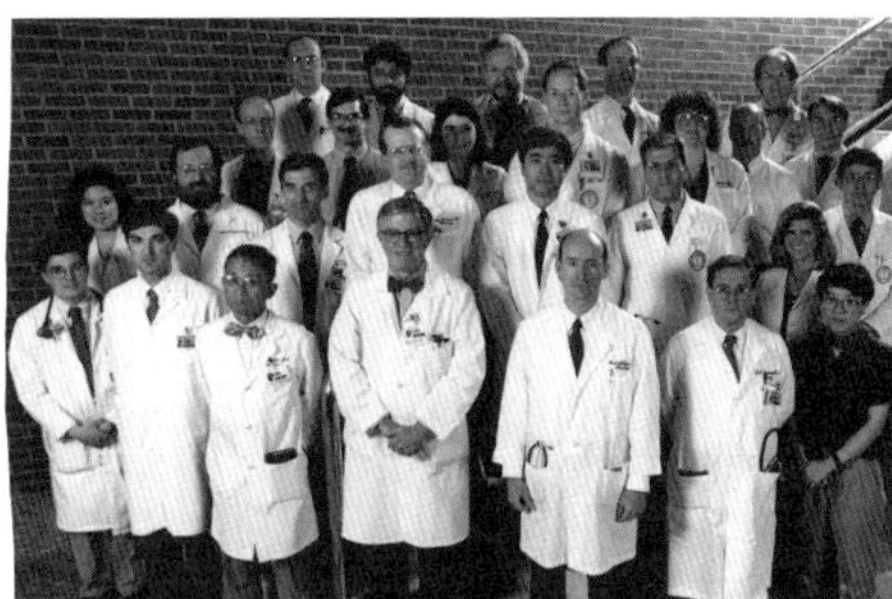

写真６　アラバマ大学神経内科のスタッフと研修医

修する機会があまりないのは残念なことだと思う。二年目は小児神経のトレーニング。一カ月平均十五日前後、多い時は二十日のオンコール。最初のころは、オンコールの日は緊張して眠れなかったが、やがて疲労が蓄積してすぐに眠れるようになった。三年目は主にelective中心で余裕があり、仕事にも慣れてきているので、楽しく過ごすことができた（写真５～７）。

アラバマでの私の先生は

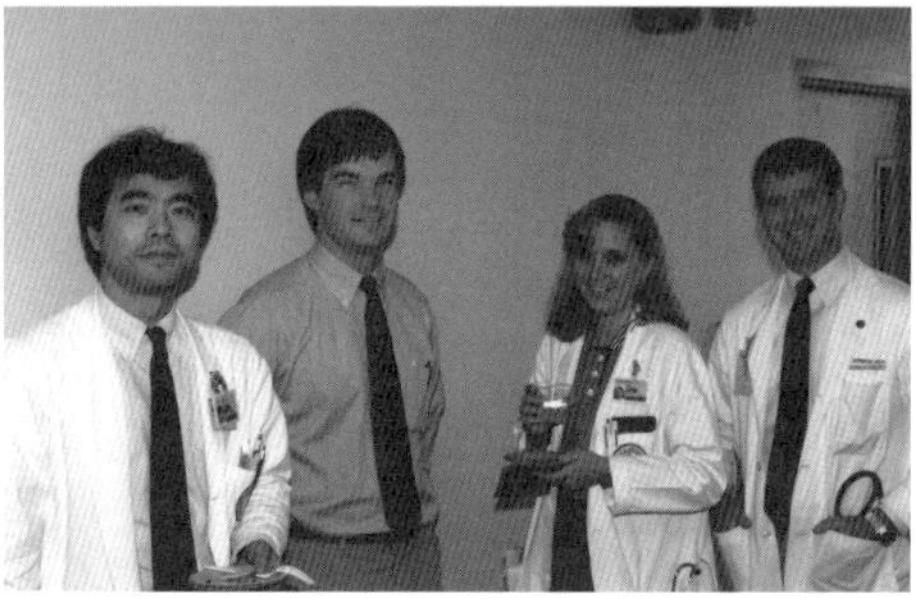
写真７　アラバマでのレジデント時代

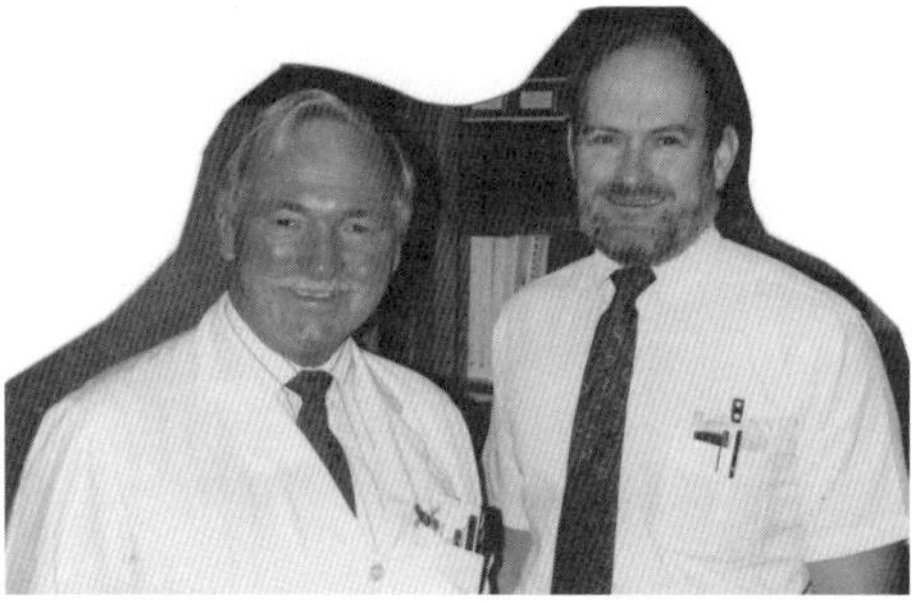
写真８　Dr. Benton（左）と Dr. Percy（右）

Dr. Percy とDr. Benton である（写真８）。Dr. Percyを一言でいうと、男として憧れるようなかっこいい医者である。数年後に米国小児神経学会の会長を務めるほどの実力者であり、頭脳明晰。性格も温厚で面倒見がよい。以前、日本人学生をホームステイさせていたこともある親日家である。後に私が専門医の受験資格を取るために、もう一度小児科レジデントをする必要が出てきた。ビザが問題になり、一時はあきらめかけたのだが、彼があちこちに手紙を書いてくれて研修を続けられることになった。Dr. Benton はケンタッキーフライドチキンのカーネルサンダースおじさんを思わせる風貌の好々爺といった感じの医者である。小児神経は学問としては比較的若い学問で、アラバマ州に小児神経医がDr. Benton 一人という時代が、十年以上あったらしい。教科書に書いてある病気はすべて経験したことがあるのではと思わせるほど、臨床経験が豊富であり、本に書いていないような多くの知恵を持っている医者である。二人からは多くのことを学んだ。

◉黒人英語に苦戦

アラバマで一番苦労したのは、南部なまりの黒人英語である。もともと黒人の英語はブラックイングリッシュと呼ばれる独特のもので、普通の英語とは少し違っている。ask などはアスクではなくアクスと発音されたりする。これに南部なまりが加わるので、セントルイスで少しは英語に慣れたと思っていたが、再びちんぷんかんぷんに逆戻りである。しかし今回は給料をもらっているので、仕事も情け容赦はない。最初の頃は、こんなことを言っているんじゃないかと予想しながら、ずいぶん勘で仕事をしていた。見かねた研修委員長が、私に言語療法士に発音を直してもらうことを勧めた。言語療法士というのは、脳卒中などでうまくしゃべれなくなった人たちなどに訓練を行う専門家である。私は脳卒中はやっていないが、コミュニケーションに問題があるのは事実だから仕方がない。週に一度、言語訓練を受けることにした。この訓練で分かったことが、日本語にない音（B、V、R、L、Th）などは、頑張ってもやはり聞き取りにくいということである。うまく聞き取れないので、きれいに話すことも難しい。言語訓練の内容をテープに録音して家で復習して聞いていると、当時三歳の息子は、お父ちゃんはどうして違いが分からないのだと、不思議そうな顔をしている。日本語と英語では、言語としてずいぶん隔たりがあり、まったく重なり合っていない音域があると聞いたことがある。頭の柔らかい子供の脳と違い、硬くなった大人の脳には、とても難しいということを再認識させられた。それが分かってからは作戦を変え、きれいな英語よりも通じる英語へと発想を転換した。早い話が、開き直ったのである。一度言って通じないならば、もう一度大きい声で言う。それでダメなら、別の言い方をする、もしくは紙に書く。それでもダメならジェスチャーによるボディランゲージ。とにかく通じることを第一にして、何でもありでコミュニケーションを図るようにしていった。アメリカの研修は毎年契約更改が原則である。出来が悪いと研修を途中でやめさせられることもある。今年でクビと言われやしないかと年度末にはびくびくしながらも、何とか三年間の研修を終えることができた。

◉質問する生徒が良い生徒

アメリカの医者はカンファレンスなどで実によく質問をする。アメリカではよく質問をする生徒が賢い生徒であるという考え方の教育を受けている。ただ質問すればよいのではなく、良い質問をすることが大事で、アホな質問ではだめである。彼らは質問をすることによって、自分はここまでよく分かっていて、こんなに良い質問をしているのだと、ある意味自己主張をするのである。日本で講義をすると、質問がくるのはまれである。日本では賢い生徒はすべて分かっているはずで、質問するのは分かっていない生徒であると教育する。そのため、質問をするということに対して抵抗がある。研修医仲間に台湾から来ている医者がいた。台湾も日本と同じような考えで教育するそうである。そのため、私と台湾出身の彼は、英語の問題もさることながら、教育のバックグラウンドの違いで、カンファレンスでもなかなか質問ができない。アメリカでは質問しないで黙っている人間は、できない人間だと思われる。謙譲の美徳などは一切通用しない。自分を認めてもらうためには、適切に自己主張をすることが要求されるのである。

◉メタボの本場、南部

アメリカは世界中で唯一、肥満の基準を満たす人が人口の半分を超えた国である。その肥満大国アメリカの中でも、アラバマ州は太った人が多い。最初にセントルイスに来た時、スーパーマーケットで太った人を多く見かけることに驚いたが、アラバマはそれ以上である。そのまま大相撲の土俵にあがっても違和感がないくらいである。美容のレベルではなく、明らかに健康に多大な害を及ぼすレベルである。アメリカの食事は高カロリーであり、しかも量が多い。スーパーマーケットで売られているアイスクリームなどは、日本人の感覚ではバケツかと思うような大きい容器に入っている。カフェテリアで売られているコーラの大きいサイズは、四十八オンス（約一・五リットル）。お代わり自由と書いてあったりする。彼らが好む食べ物はハンバーガー、ピザ、フライドチキン、フライドポテト。そのローテーションを飽きることなく繰り返す。自分はチーズバーガーとピザさえあれば、一生それだけで生きていけると豪語していた人を、私は二人知っている。レジデント研修中、よその大学から教授を招いて講義を受けることがある。そのような場合、レジデントが教授とレストランで一緒に昼食をとる機会に恵まれたりする。招かれた教授は、アラバマは何がおいしいのかなとメニューをじっくり見たのち、最終的に注文したのはチーズバーガーであった。

普通にアメリカの食事を摂っていれば、必ず太る。外国から来たレジデントは、昔の自分は痩せていたのに、アメリカに来てから毎年十キロずつ太ったと嘆いていた。中年以降で太っていないのは、意識的に食事に気をつけ、定期的に運動をしている人だけである。一般的に貧困層ほど太っている人が多い。大学病院のＣＴ検査のテーブルは三百ポンド（約百三十五キロ）の重量制限がある。それ以上の体重の場合は大学では検査できず、三百五十ポンドまで可能な近くの病院に、ＣＴ検査のためだけに紹介することもあった。あまりに肥満が多いため、時々病院内でも、健康にいいものを食べようというスローガンのもとに、ダイエットコンテストなどが行われていた。しかし、彼らは子供のころからハンバーガー、ピザ、フライドチキン、フライドポテトを食べており、いわばそれらがおふくろの味になっている。われわれ日本人は、ご飯と味噌汁がいわば一般的なおふくろの味であり、一時的にならともかく、ずっと食べないでいることは難しい。高カロリーフードがおふくろの味になっている多くのアメリカ人にとって、中年以降のダイエットは至難の業と思われる。しかし慣れとは恐ろしいもので、何年か滞在するうちに、アメリカの食事に慣れてくるのである。カンファレンスなどでは、コーラと一緒にクッキーがよく出される。このクッキーがやたら大きくて非常に甘い。最初のころは、一口食べただけで頭痛がしてきたが、数年たつうちに、一つは食べられるようになったのである。それもおいしく感じながら。それでもアメリカ人のように、三つ、四つをペロリと平らげるところまではいかなかった。

◉雪の降る日はお休み

アラバマは南部であり暑い日が多いが、冬には雪が降ることもある。人々は雪に慣れていないので、いつもと同じ速さで同じように雪道を運転する。車がおしりを振りながら運転しているのを時々見かけた。当然交通事故が多くなる。そのため、少しでも積雪があると、学校が休みになることが多い。地元のラジオが、それぞれの学校が休みかどうかの情報を伝え、子供たちは一喜一憂する。さらに大人も仕事を休む人が多く、雪が降ったからというのが仕事を休む正式な理由になるのである。一度、三月に珍しく大雪が降ったことがあった。雪で木が倒れ電線にひっかかり、三、四日停電したことがある。私が住んでいたアパートは一〇〇パーセント電化で、ガスは使われていなかった。お湯も沸かせないのである。家の中は外より寒く、冷蔵庫のようになる。厚着をして、体を温めるために家の中を走り回った。友人のアパートでガスが使えるということで、食事などを助けてもらった。町にはそのような一〇〇パーセント電化のアパートが多く、完全に町の機能は停止した。老人だけの所帯では亡くなる人まで出た。何とか病院にたどりつくと、病院も機能は大幅に制限され、職員も雪のため来られない人が多く、てんてこ舞い状況であった。電気だけに頼る生活の脆さを知った体験であった。

◉日本での仕事がない！

アラバマでの三年目の年、小児神経の研修を何とか修了することができ、当初の目的は果たせたので、日本での就職先を探すことにした。ちょうどサンフランシスコで国際小児神経学会があり、日本からも多くの医者が参加するので、この学会中に就職活動をすることにした。同僚からの応援を背に、サンフランシスコに向かったのだが、残念ながら就職先は見つからなかった。当時、日本には現在のような臨床研修制度はなく、医者の人事権はすべて大学が握っていた。大きな病院で働くには、まずどこかの大学医局に属さなければならない。大病院の部長クラスの医者と話しても、まずはその病院が所属している大学に入局し、そしてもう一度大学の研修医から始めて、時期が来てポジションが空いていたら採用してもよいという病院が多かった。日本ではアメリカでの研修はまったく評価しないところが多く、たとえ部長個人が評価しても、当時のシステム上では大学を通さずに採用するのは難しいのだと痛感した。また雑巾がけから始めるのはごめんである。日本に帰るのをあきらめ、アメリカでさらに研修することに決めた。またまた幸運にも行く先が見つかった。それもハーバード大学のボストン小児病院で脳波、てんかんフェローのポジションを得ることができたのである。

D. 天下のハーバード　～ボストン小児病院～

◉黒帯の中の黒帯

ボストン小児病院（写真9）は世界的に有名な病院であるが、他の病院との大きな違いは何といってもマンパワーである。小児神経のスタッフ（attending physician）だけでも、約十五人。脳波・てんかん専門のスタッフは四人。カンファレンス数も今までの大学病院よりはるかに多く、教育が充実している。これはニューヨークから来た同僚のフェロー

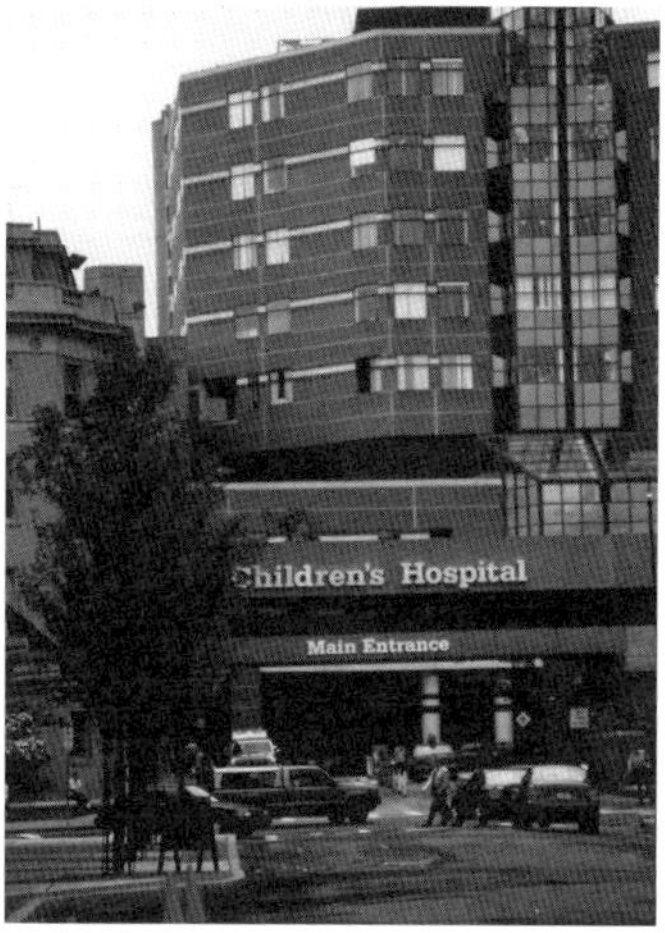

写真９　ボストン小児病院

も同じ意見だった。しかし研修医は非常に忙しく、すべてのカンファレンスに出席できるとはかぎらない。てきぱきと仕事をこなせる優秀な人間は、カンファレンスで学び、さらに優秀になっていくという、いかにも競争社会アメリカといった感じであった。ここでの主な仕事は、難治性てんかん患者の入院管理と脳波の判読である。難治性てんかん患者の脳外科手術も行っているので、仕事量がとにかく多く、やっとの思いで一年間をサバイバルした。

私のボス、Dr. Holmes（写真10）はミッキーマウスのネクタイを二百本持っており、毎日違うネクタイをしめていた。彼は冗談を言いながら、莫大な量の仕事をこな

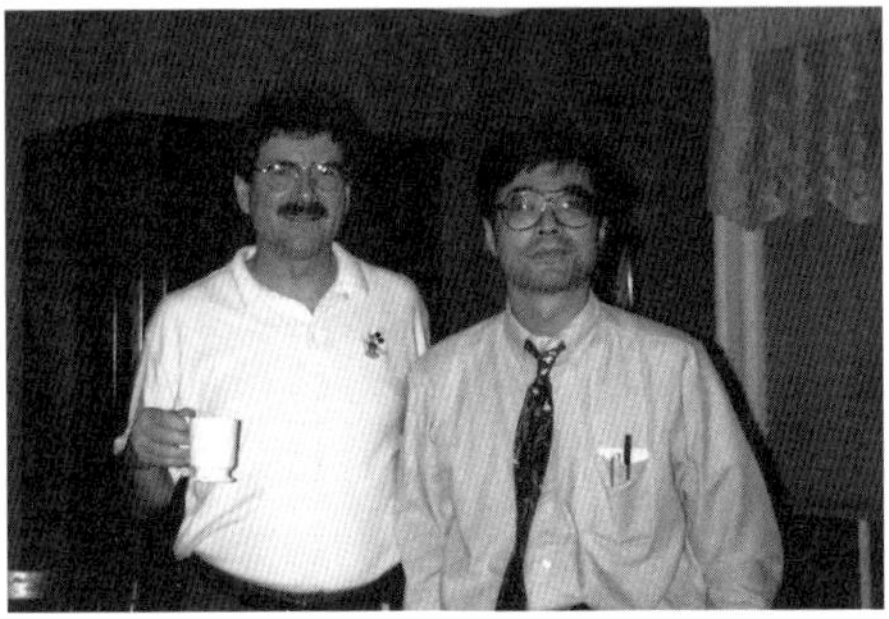
写真10　Dr. Holmesの自宅にて

す。日本までとんぼ帰りで講演に行くほどである。彼は自宅でフェローの歓迎パーティーを開いてくれて、ミッキーマウスのネクタイをプレゼントしてくれた。私がお礼を言いながら、なぜ最後にではなく最初にくれるのかと聞いたところ、「ＹＯＳＨＩ、お前は賢そうに見えない。最後までもつかどうか分からんから最初にあげるよ」とにこにこしながら答えてくれた。しかしDr. Holmesがミッキーマウスのネクタイを集め始めたのには理由があった。Dr. Holmesがスタッフになったばかりの若い頃、初めて彼についた専門研修医（フェロー）がDr. Holmesにミッキーマウスのネクタイをプレゼントしてくれたそうである。そのフェローは、当時のハーバード大学小児神経の大ボスの息子さんで、非常に優秀な医者であった。彼が救急室で働いている時に、心肺停止で来た患者にマウス・ツー・マウスの蘇生を施した。その患者がのちに

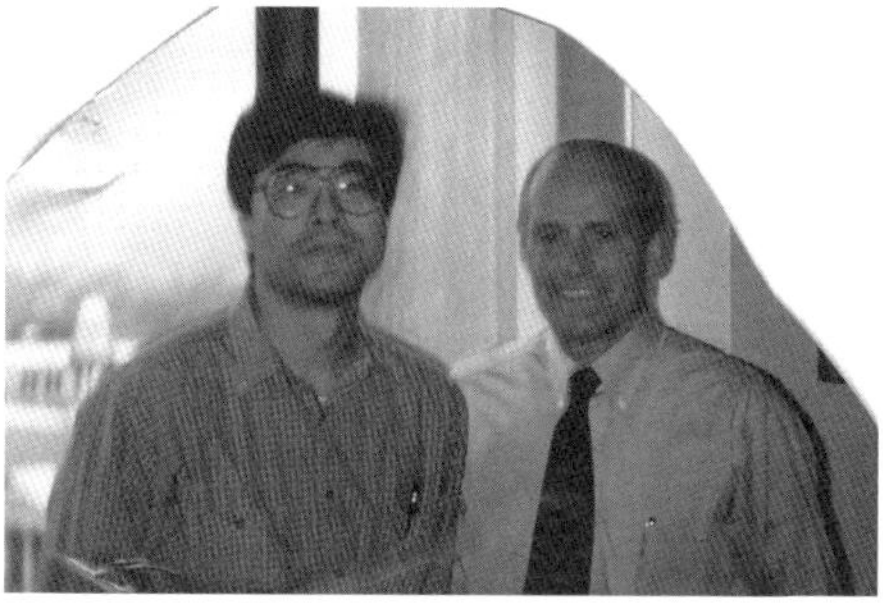

写真11　Dr. Volpe

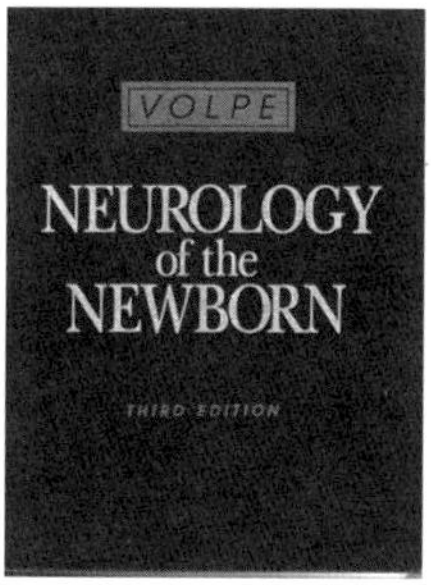

写真12　Dr. Volpe の著書、Neurology of the Newborn

エイズであることが分かり、彼ものちにエイズを発病して亡くなった。それ以来、Dr. Holmes はミッキーマウスのネクタイを集めるようになり、気がついたら二百本にもなっていたそうである。

もう一人の大ボス、現在のハーバード大学の小児神経のトップが Dr. Volpe（写真11）。彼は Neurology of the Newborn という千ページに及ぶ有名なテキストを一人で書いている（写真12)。その本は二十四章に分かれており、各章の参考文献が平均七百~八百というとんでもない本である。Dr. Volpeは週一回教授回診をする。日本の教授回診のような大名行列は行わない。参加者はDr. Volpe、小児神経のフェロー三、四人、小児科のレジデント二、三人、医学生二、三人といった少人数である。小児神経病棟に入院している患者を一人選び、小児科のレジデントがプレゼンテーションをする。そしてDr. Volpeが患者を簡単に診察した後、カンファレンスルームに戻りディスカッションする。Dr. Volpeが病気に関してその鑑別診断、病態に関して講義していく。その系統だった知識にはいつも驚かされた。「この点に関しては、どこどこの誰々が、これこれの雑誌に何年ごろ書いていた」ということまで言われるのである。どの患者をプレゼンテーションするかは当日決めるので、前もって知らされてはいない。こちらは前日読んだ文献すらあまり覚えていないというのに、いったいどういう頭のつくりをしているのか驚嘆するばかりであった。

彼らのような賢い人に共通しているのは、ポイントをつかむのが実にうまいということである。複雑に見える中からポイントをがっしりつかんで、あとの枝葉はばっさばっさ切り捨てていく。そうやって単純にして、自分の知識の引き出しに整理していく。余裕があれば枝葉も付け加えていくといった感じである。病棟回診時に、それぞれの患者の問題点、検査結果などをスタッフにプレゼンテーションする。スタッフによっては、検査結果を報告する時に、長いレポートを読んでいるとイライラしてきて、「What is the bottom line?（結論は何だ？）」と聞いてくる。それを自分の言葉で一言にまとめるとＯＫ！と言って納得する。英語で苦労したことはこれまでに何度も書いた。アメリカ人が外国人の下手くそな英語を聞く時は二つあると言われている。一つはお金がからんでいる時。これは必ず聞く。二つめはいいことを言った時。では英語の下手な人間がどうやっていいことを言うか。いろいろあると思うが、一つはシンプルにすることである。アメリカ人はプレゼンテーションが実にうまい。立て板に水といった感じでしゃべる。これは、彼らが小学校の頃から人前で発表をするという練習をさせられているからである。同じことを英語が下手な人間がやろうとしたら誰も聞いてくれない。ポイントをしぼって、シンプルにすると彼らは聞いてくれる。日本にいた頃の私はポイントをしぼるのが決して得意ではなかった。しかしアメリカで下手な英語のプレゼンテーションを聞いてもらうためには、シンプルにしてポイントをしぼるしかなかった。すごい人たちを観察しているうちに、結果的にはそれがとても大事なことだというのを再認識した。

◉強烈なプライド

ボストン小児病院では、そこで働く医者の強烈なプライドを感じた。なにしろ天下のハーバードである。きっと胸に秘めたプライドは強いだろうなと想像していたが、彼らはそれをはっきりと口に出していた。大学に残って研究をし、ハーバードの名前をステップとして、自分のキャリアアップを目指すものが多かった。開業するのは落ちこぼれといった感じさえあった。アラバマ大学も地方にあるとはいえ、大きなセンターであり、多くの素晴らしい研究を行っている。しかしレジデントはわりとリラックスしており、この忙しい研修が終わったら、開業して人生を楽しむんだという者が半分くらいはいた。大学によって、ずいぶん雰囲気が違うなと感じたものである。

ボストン小児病院には世界中からいろいろな人が勉強に来る。そのうちの一人、トルコから一カ月、てんかん、脳波を見学に来ている医者と友人になった。病院で働く医者は、全員超がつくほど忙しいので、自分から積極的に働きかけないと、なかなか相手をしてもらえない。彼はトルコでは大学の助教授であったが、英語がうまくなく、おとなしい性格であった。そのような訪問者は、無視されることがよくある。私は最初のセントルイスで、英語が話せない辛さ、無視されることの哀しさを十分味わったので、彼の気持ちがよく分かる。相手をしているうちに親友になり、家に招いて食事をしたりもした。その後、トルコにも一度遊びに行ったが、彼の家族にも会い、滞在中いろいろと面倒を見てくれた。

Ｅ．再び小児科レジデント　～ピッツバーグ・マーシー病院～

◉のんびりした小さなプログラム

このようにして小児神経のトレーニングをひと通り終えたが、小児神経の研修だけでは小児神経専門医の受験資格を得ることはできない。その前に一般小児科の研修（レジデント）を二年もしくは三年米国で行わなくてはならないのである。幸い沖縄県立中部病院の研修がハワイ大学のプログラムで行われていたので、それがクレジットとして認められた。ただし、シニアレジデントとして十分な知識を有しているかをみるアメリカ小児科学会による試験に合格したならばという条件つきである。あちこちのプログラムにポジション探しの手紙を送り、ピッツバーグ・マーシー病院でシニアレジデントとしてのポジションを得た。しかし正式に始まるには、試験に合格しなくてはならない。しばらく一般小児科か

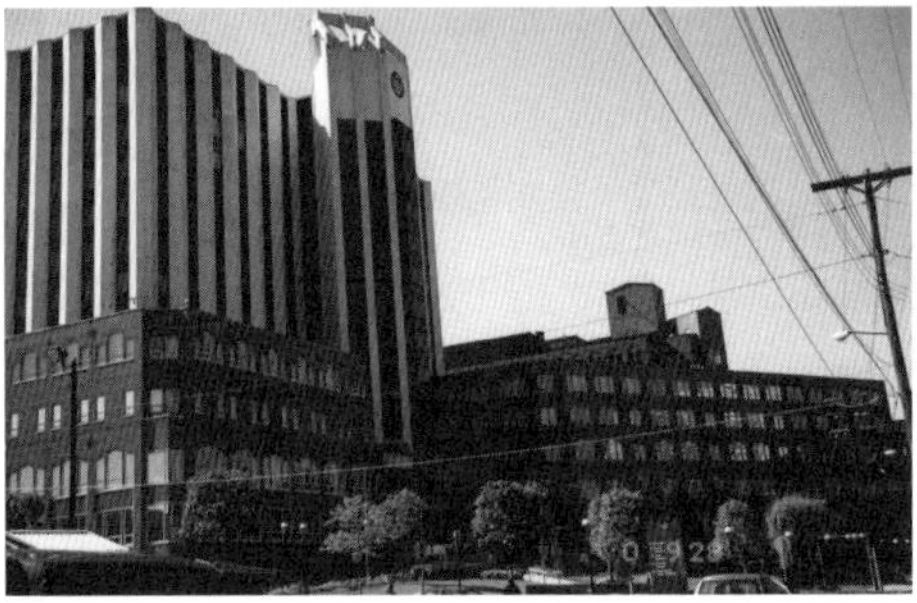

写真 13　マーシー病院

ら遠ざかっていたので、レビューコースを受けることにした。アメリカでは、専門医試験合格を目指したレビューコースがあちこちで行われている。一週間ほどホテルに缶詰めになって、朝から晩まで講義を受けるのである。一つの大学のスタッフを講師にして行われることが多い。私は首都ワシントンDCにある、ジョージワシントン大学小児科が行っているレビューコースに参加した。専門により内容に若干のばらつきはあるものの、全般的にはとても充実したものであった。おかげで、アメリカ小児科学会による試験にも無事パスすることができ、一年間のレジデント生活ですむことになった。

マーシー病院（写真13）は今までのような研究重視の大学病院と異なり、地域医療を重視した小さなプログラムであった。小児科レジデントの数も、大学病院では一学年二十～三十人と大所帯だが、ここは一学年六人と少なく、外国医学部卒業生の占める比率が高かった。すべての専門科がそろっているわけではなく、専門によっては近くにあるピッツバーグ小児病院で研修を行った。研修病院ではあるが第二次医療的性格の病院であり、重症患者はピッツバーグ小児病院に転送された。雰囲気も大学病院と異なり、のんびり和気あいあいとしていた。レジデントも小児科開業を志望する者がほとんどで、大学病院プログラムと、地域病院プログラムによる違いを実感した。この一年間は一般小児科をもう一度復習する、よい機会となった。

◉学会活動はしない？

日本では研修医のころから学会発表をさせられるが、アメリカのレジデントは、臨床のスタンダードをたたきこまれることに重点が置かれており、レジデント中に学会発表をすることはまれである。競争の激しいフェローシップのポジション獲得を目指している者は、自分の履歴書（curriculum vitae：CV）をよく見せるために、学会発表をすることがあるがそれは少数である。専門研修のフェローになると、専門分野によっては、専門医試験を受けるためには論文を一つ以上発表していることを要求する場合もある。そのような場合は、フェローの研修期間中最低一年間のリサーチを義務づけている。私の専門である小児神経は、リサーチ、論文を専門医受験資格に要求していなかった。専門研修修了後、開業した場合は、日常診療で多忙を極め、学会活動は事実上不可能である。大学に引き続き残った場合にのみ、学会活動を義務づけられる。つまり、アメリカではすべての医者が学会活動をするわけではなく、一度も学会発表を経験したことのない医者も多いのである。

ピッツバーグの冬は寒い。カナダとの境にある五大湖が近く、雪が降っている時はマイナス二十度くらいまで下がる。寒波が来た時には、テレビやラジオでできるだけ外出しないよう警報が出される。どうしても外出しなくてはならない時は、皮膚の露出を最小限にし、用事が終わり次第、すみやかに室内に入るようにと勧告していた。移動は基本的に車であるが、野外を歩く時は雪だるまのように着ぶくれして行動していた。夏になると、意外なことに蛍があちこちに飛んでいた。蛍はきれいな水辺だけにいるものと思っていたが、普通の公園の芝生や、私が住んでいたアパートの芝生でもしょっちゅう見ることができた。日本では蛍は珍しく、わざわざ見にいくほどだが、アメリカではfireflyと呼ばれる。flyとは蝿のことで、蛍はハエ扱いにされていた。

第２章 ビザが取れない！

◉たかがビザ、されどビザ

なんとかアメリカでの研修を生き残り、小児科と小児神経科の専門医の受験資格を得るところまでたどりつくことができた。ここまでくると、そのままアメリカに残って働きたいと思うようになる。レジデントやフェローといった研修医は、安い給料でこき使われる、いわば下働きの奴隷で、スタッフになって初めていい思いをすることができるのである。自分も一度はスタッフとしていい思いがしてみたいと思うようになる。またスタッフに守られた形ではなく、一人前の医者として戦えるかどうか試してみたいという気持ちも出てくる。ところが、外国から来ている医師にとって大きな壁がある。それはビザ。

ビザにはＡからＶまでさまざまな種類がある。学生のＦビザ、スポーツ選手のＯビザ、宗教家のRビザ、就労のHビザなど。医者がアメリカに行く場合は、臨床研修であれ、リサーチであれ、ほとんどの場合Jビザである。このJというビザは交流訪問者のためのビザで、最高でも七年の期間制限がある。一番のポイントは、交流の目的、つまり臨床研修もしくはリサーチが終わったら、本国に最低二年間は帰らないといけないこと。世界中のすべての国において、医者の収入や社会的地位が高いわけではない。高収入が得られ、社会的地位が高いアメリカには世界中から医者がやってくる。そして日本からの医師を除くほとんどの外国人医師が、研修後もそのままアメリカに移住したいと考えている。アメリカもベトナム戦争の頃は医者不足で外国人医師をどんどん受け入れた。しかし現在はすでに医師過剰になっており、アメリカ人医師の仕事を奪うことになる外国人医師は、研修修了後すみやかに本国に帰ってほしいのが実状である。Jビザの二年間の帰国義務は、そのままアメリカに残りたい外国人医師にとって大きなネックになる。私と一緒に小児科レジデントをした仲間は五人いたが、そのうち半分は外国人医師で、彼らは全員アメリカに残ることを希望していた。一度本国に帰ると、政治的不安定などさまざまな理由で戻ってくるのは非常に難しく、いかにしてアメリカに残るか、みんな必死であった。

◉救いの神、J-1 waiver

しかし何にでも抜け道があるものである。アメリカの国益になることをした場合は、その二年間の帰国義務が免除される（J-1 waiver）のである。具体的には、医療過疎の地域で働くことである。医療過疎の地域というのは二種類ある。一つはもちろん田舎である。なにしろ、あの広大な国であるから、車で何十分も走らないと医者に診てもらえないような地域はたくさんある。もう一つは都会のスラムで、時々銃弾が飛び交うようなところである。そんなところで普通の医者は働きたくないので、都会でも医療過疎地域が存在する。この二つの医療過疎地域で働けばJ-1 waiverが取れるのである。

私もこのJ-1 waiverを取得しようと考えた。私が最後に研修したマーシー病院は、カトリックのシスターが貧しい人に医療を与えたいという崇高な理念のもとに設立された。そのため、患者は貧困層の患者が多く、病院も決して治安のいい立地場所ではなかった。ある日の午後まだ陽が明るい時間帯に、救急室で働いていると、一人の気のよさそうな黒人の青年が壊れた眼鏡をかけ、鼻血を出してやってきた。理由を聞くと、病院から数百メートルしか離れていないところで、数人に襲われて金銭をとられ、怪我をしたとのこと。仕事が遅くなって暗くなった後は、駐車場の自分の車まで行くのに、守衛の人にエスコートしてもらうのが当たり前であった。アメリカでは、病院が治安の良くない場所にあることは珍しくない。世界的に有名なジョンズホプキンス病院も、かなり治安の悪いところにあるらしい。そこで働いていた医師によると、暗くなってから車で帰宅する場合は、二十ドル札を前もってポケットに準備しておき、怪しい人が信号待ちなどで近寄ってきたら、車の窓を少しだけあけ二十ドル札を手渡すと、去っていくとのことであった。もっと治安の悪い場所にある病院では、夜勤の看護師が自衛のためにハンドバックの中に拳銃を携帯しているという話を聞いたことがある。マーシー病院の診療所の一つは、治安の悪いところにあった。私のボスが、そこで働けばJ-1 waiverが取れるから、ぜひそうしなさいと言ってくれた。何としてもアメリカに残りたいと思うようになっていた私は、そこで働くことを危険と考えるより、むしろラッキーと考えた。

なぜならアメリカは州ごとに法律が異なっており、幸か不幸か、この計画は実現しなかった。私がいたペンシルバニア州が、専門研修をした医者にはJ-1 waiverを与えないように、その二、三年前に法律を変えたからである。専門研修をした医者は必要最低限の期間だけその地域で働き、その後は都会に戻る。しかし専門研修をしていない医者は、ひょっとしてその地域に残るかもしれないという、まず現実には起こりえないことを期待したのが法律を変えた理由である。すべての医療過疎の地域でJ-1 waiverが取れるわけではなく、その指定地域は限られているので、スポットの有効利用という観点からは理解できる。

いずれにせよ、ペンシルバニア州でJ-1 waiverを取ることはできないことが分かった。次に試みたのが、J-1 waiverのポジションを見つけてくれる業者を利用することであった。十万円以上の手付金を取り、さらに見つかった場合は成功報酬を取る専門業者がいる。一つの業者に頼んだのだが、今一つ信用できなかったうえ、結局は見つからなかった。私が結婚していることを知りながら、妹と結婚すれば、ビザが取れるよと冗談で言う病院のスタッフもいた。実際、そのように偽装結婚をする人がいるほど、ビザというのは外国人にとっては大きな問題である。私の場合は、二年間日本に帰国したら、今の職場でスタッフとして雇ってくれることになったので、とりあえず日本に帰ることにした。

このJ-1 waiver取得は年々厳しくなっている。医者不足の状況はまったく変わっていないのに、J-1 waiverの指定地域から取り消される地域もある。以前は、J-1 waiverの指定地域で働き始めたら、すぐにグリーンカード（永住権）の申請ができた。最低二年間働かなくてはいけないが、その間にグリーンカードが取れて、二年後には自由の身になって別の場所に移るというのがほとんどであった。ところが最低二年間の義務が三年間に延長され、そのうえグリーンカードの申請も就労直後ではなく、三年間就労後に変わったのである。そうなると実質グリーンカードを手にできるのは、当初の就労二年後から約五年後と大幅に遅れることになってしまった。それでも多くの外国人医師は、あらゆる手を使ってJ-1 waiver の獲得を目指すのである。私の友人の何人かは、無事J-1 waiver を取得した。

二年後に再就職が決まっている私は、帰国する前から、再渡米に向けて、ワシントンDC在住の移民専門の弁護士にビザ取得に必要なすべての書類手続きを開始してもらった。すべてのやりとりは、メール、ファックス、電話で行われ、その弁護士に直接会うことは一度もなかった。外国人医師がビザを取得するには、スポンサー（雇用主）が必要である。スポンサーがその仕事に対して一般公募の広告を出し、アメリカ人の適任者がいなかったことを証明してはじめて外国人のビザ取得が可能になる。別の言い方をすれば、最初から雇用主が採用を決めていないかぎり、外国人医師はアメリカ人医師のあとになるので、ビザ取得は非常に困難である。研修修了後、将来米国でスタッフとして仕事をしたい医師は、帰国前に仕事を見つけておく必要がある。

第３章 逆カルチャーショック ～日本に一時帰国～

◉和を以って貴しとなす

アメリカで研修修了後、日本に帰国した医師のすべてが経験するのが、逆カルチャーショックである。以前日本で働いていても、数年間アメリカで研修するうちに、アメリカ式のやり方が体にしみつき、日本のやり方に再適応する必要性がでてくる。そしてこれがスムーズに行くとはかぎらない。アメリカでは毎回必ず決まった家庭医に診てもらわないと保険が支払われないので、患者の主治医は明白である。日本では保険制度上、毎日違う医者に診てもらうことも可能であり、同じ医者がいつも同じ患者を診るとはかぎらない。そのため、周りと違ったやり方を押し通すと、たとえそのやり方が医学的に正しくても、混乱を引き起こすことがある。日本は和を以って貴しとなす国であり、チームプレイヤーであることが要求されるのである。自分が診療科においてトップとして働けるのであればまだよいのだが、年功序列で二番目、もしくは三番目ということになると、アメリカで学んだことがそのままできないことのほうが多い。自分の力を十分発揮できず、二言目には「アメリカでは…」と愚痴を言うことから「出羽守（でわのかみ）」などと言われたりする。自分の力が発揮できる日本での就職先（受け皿）探しは、ある意味、留学前や留学中よりも重要といえる。

私は、二年後にアメリカに戻ることが決まっていたので、あまり深く考えず、以前籍を置いていた大学の関連病院の一つで働くことになった。小児科常勤医は六人、そのうち私より年上の医師は三人。その病院では小児科病棟の患者は、主治医制ではなく、その日の病棟担当医が診察し、指示を出すことになっていた。医療費の高いアメリカでは日本に比べ、入院日数がはるかに短い。虫垂炎なら日帰りもしくは長くて一泊。正常分娩は四十八時間以内、帝王切開でも七十二時間以内に退院する。勤務を始めて間もないある日、私が病棟担当医になり、他の医師から私の好きなようにしていいですよと言われた。しかし私が今までやっていたやり方だと、入院患者の九割は退院させてしまう。さすがに遠慮して、退院は三割くらいにとどめたが、それでも他の医師や病棟のナースからはびっくりされた。

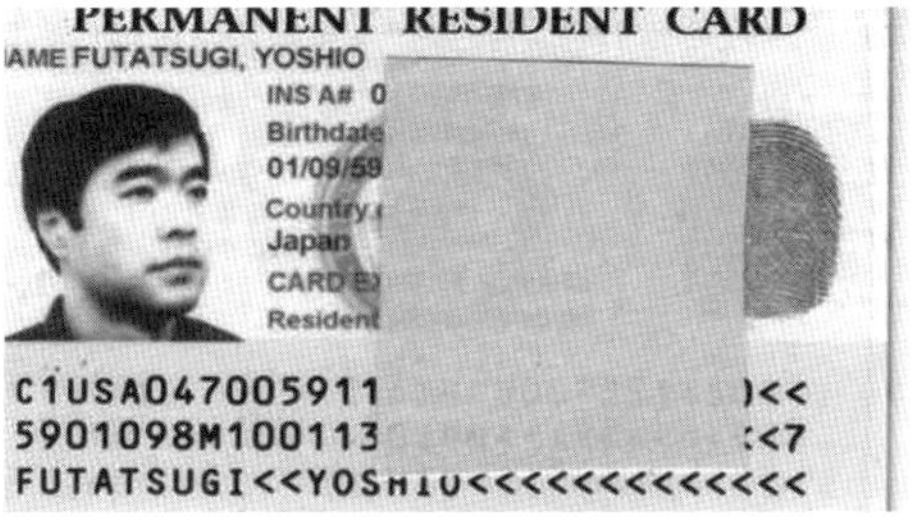

写真14　念願のグリーンカード

日本の病院で働くにあたり、私が最初にしたことは、自分がどこまで妥協できるかの線引きをすることであった。前述したように、アメリカで学んだことをそのまま実行しようとすると、外来診療などにおいて周囲に混乱を起こすことがある。しかしすべて妥協してしまったのでは、自分がアメリカで学んだことが無意味になってしまう。自分が学んできたことを可能なかぎり行いながら、なおかつチームプレイヤーであるための線引きが必要であった

◉再びアメリカへ

そのような逆カルチャーショックに戸惑いながらも、小児科の先生方がアメリカでのやり方を吸収しようという柔軟な姿勢で接してくださったので、のびのび仕事をさせていただいた。そうこうするうちに二年間が過ぎ、待望のビザ、それも永住権（グリーンカード）が取れることになった（写真14）。最初から

グリーンカードというのは、かなり珍しいそうで、普通は就労ビザ（Hビザ）でアメリカに入国し、その後面倒な手続きを経てグリーンカードに変わる場合がほとんどだそうである。これは弁護士のおかげである。移民専門の弁護士でも、力量にはかなり個人差があるらしい。私の友人は弁護士の人選を誤ったため、後にほかの弁護士に変えざるをえなかったが、かえって書類手続きがやりにくくなったとこぼしていた。私の場合、料金は高いが腕がいいという評判の弁護士に頼んだので、比較的スムーズにグリーンカードを取ることができた。確かに弁護士に払う費用は高価だが、注意して選ぶ必要がある。

グリーンカードを取得でき、今度は永住のつもりでの再渡米を決意した。最初の渡米の時もそうであったが、ありがたいことに、今回も特に家族からの反対はなかった。むしろこれから始まる新しい土地での生活を楽しみにしているようであった。ただ、小学校四年生になった息子は、友達と別れることを残念がっていた。子供が小さいうちは、すぐに新しい土地に適応するので、親の都合で引越しを繰り返しても大きな問題はないようだが、大きくなるにつれて、新しい環境に適応して友達を作るのは難しくなってくる。今回で七回目の引越しである。子供のためにも、そろそろ落ち着かないといけないと思った。

第４章 ピッツバーグでのグループ開業

◉医局は存在しない

私は、最後に小児科レジデントをした、マーシー病院を中心に診療している小児神経グループに、三人目の小児神経医として加わった。開業といっても、日本とアメリカではいろいろな点で異なる。アメリカでは医局、関連病院というものはない。三年間のレジデント修了後専門医試験に合格すると、彼らの多くは一般小児科医として開業し、一部のものはさらに専門研修のフェロー（三年間が多い）に進む。そして専門医として開業するか、そのまま大学に残り研究をする。つまり日本のように、入局して医局の人事で関連病院をまわるということはない。自分の働き場所は、自分で探す。自分がどこで働くかを他人に決められるのは、彼らにとっては信じられないことのようである。

◉医療保険の違い

医者として働くうえにおいて、保険は切っても切り離せない。問題点などは後に詳しく述べるとして、簡単にアメリカの保険制度について述べてみたい。アメリカは国民健康保険のない数少ない先進国の一つである。アメリカに長期滞在する場合、日本の生命保険のように、数ある商品の中から自分の予算にあった医療保険を選ぶことになる。申し込み書を保険会社に送ると、その保険で診てもらうことのできる医者のリストが分厚い冊子になって送られてきて、それぞれの医者の専門分野、学歴などが書いてある。この中から大人なら内科医、子供なら小児科医を家庭医として選ぶのである。アメリカの保険制度では、患者の診療はいつもかかりつけの医者でなくてはいけない。そして、すべて予約制である。逆に開業医にとっては自分の患者、他の医者の患者という区分が非常にはっきりしており、患者に対しての責任が明確である。自分の患者が入院すると、家庭医が入院中の主治医となることが多い。そのため家庭医は診療が始まる前の朝早くに、そして診療終了後の夕方には病院に回診に行き、その病院の研修医に指示を出す。研修医はその指示に従って患者を治療し、もし昼間に患者の容態が変化したり、質問などがあれば、主治医である家庭医に連絡をとって指示を仰ぐ。そして退院後は再び家庭医がフォローする。もちろん、必要があれば専門家にコンサルトをして、一緒に患者を診てもらうが、基本的に自分の患者に対しては、最初から最後まで責任があるのである。そのため、勝手に休暇を取ることも許されない。その間に自分の患者が悪くなったら自分の責任になる。休暇を取る時は同僚にカバーを頼み、保険会社にもその旨を伝え、きちんと同僚がその患者が診察した時に保険が支払われるようにしておく。責任を明確にしないまま休暇を取ると、大変なことになりうる。

先ほど保険会社の医者のリストについて触れたが、そのリストにはそれぞれの医者が入院させることのできる病院が書いてある。つまり医者によって入院させることのできる病院が違うのである。家庭医は病院でも主治医となることが多く、その病院の研修医を手足としてこき使うことができる。病院側からすると、大事な研修医をわけの分からない医者にこき使われたのでは、教育上望ましくない。そのため、その開業医がその病院にふさわしい教育を受けた医者かどうかを審査するのである。病院に入院させる権利を privilege（特権）という。つまり学歴のよくない医者は、たとえハーバード大学の隣りに開業していても、ハーバード大学病院に入院させることはできないのである。患者はその開業医がどこの病院に privilege をもっているかも参考にして、自分の家庭医（主治医）を決める。

◉開業医のお仕事

患者は具合が悪くなっても、よほどの緊急でないかぎり直接病院の救急室には行かず、まず家庭医に連絡して指示を仰ぐ。この原則は夜中にもあてはまり、家庭医は子供の発熱などについての、親からの電話に対応しなくてはならない。そのため一人で開業することは睡眠不足で死ぬことを意味する。看護師などに対応させる医者もいるが、何か起こった場合の責任は医者がとらなくてはならないので、医者が自ら対応している場合がほとんどである。多くの医者は夜のオンコールを分担するため、三〜五人のグループで開業する。そして開業しているかぎりは、三〜五日に一回のオンコールをやり続けなければならない。私の場合は、私を含めて三人の小児神経のグループに加わった。

患者は神経疾患のみで、すべて一般小児科医からの紹介である。家庭医の場合は、一つの診療所が望ましいが、専門医の場合は広い地域をカバーするため、診療所がいくつもあり、日替わり、時には午前と午後で異なる診療所で働く。週に一度は高速道路で片道二時間ある施設まで通う。冬の雪道などは、ひやひやしながら運転する。そして自分がprivilegeをもっているいくつかの病院から、専門に関しての診察依頼（コンサルト）があると、夕方、外来診療を終えてから、あちこちの病院に診察しに行く。車がないと仕事にならない。

患者はすべて一般小児科医からの紹介なので、返事を書かねばならない。患者のサマリーをテープレコーダーに dictation（口述筆記）する。現病歴、既往歴、診察所見、検査所見、鑑別診断などをすべて要領よくまとめ、訴訟のこともふまえて表現にも気を使う。それを事務員がタイプし、チェックしてはじめてカルテとして保存される。プレゼンテーションをさせれば、その医者の実力が分かると言われる。すべての患者に対して、きちんとしたプレゼンテーションをするのと同じである。アメリカ人の医者にとっても夕方外来診療が終わったあと、すべての患者の dictation をすることは大変な仕事であり、英語の下手な日本人にとってはもっとも苦手な仕事と言える。

遠くから来る患者も多く、また医療費が高いため次回の外来予約が一、二カ月後というのが普通である。私がセントルイスで診た脳腫瘍の女の子は、隣の州アラカンサスから片道五時間ドライブして通院していた。そのため検査結果の問い合わせや状態が良くない時など、患者は電話で問い合わせる。それらに対して医者は時間の空いた時（たいていは夕方）に、自ら電話して対応する。簡単なことなら看護師が対応するが、やはり訴訟との兼ね合いで医者自らが対応することが多い。夕方外来診療を終えて、自分の机に戻ると電話のメモの山がある。dictation 同様、もう一つの重要な仕事である。

第５章 医療訴訟に負けたら五億円!?

◉訴訟大国アメリカ

アメリカは世界中の弁護士人口の九〇パーセントが働いており、石を投げれば弁護士に当たると言われる訴訟大国である。医療訴訟も多く、医師にとってはまったく他人事ではない。告訴経験のある同僚は多く、たとえ訴えられていなくても、幸い自分はまだ訴えられていないが……という心境である。レジデント、フェローといった研修医のころと、スタッフになったことによる一番大きな違いは責任の重さである。研修医のころは当直も多く、肉体的にはきついが、最終責任はスタッフに任せればよく、その点では精神的には楽だったと言える。自分がスタッフになると、今度は最終責任をとる立場になるわけである。ある医者が、自分は患者を診る時に、この患者はいつ自分を訴えるかという前提で診察をすると言っていた。自分のように肌の色が違う医者、英語のアクセントが変な医者に対しては、患者の見る目も白人の医者に対するものとは若干違う。フェローの時と同じ仕事をしているのに、まったく違う仕事をしているように感じるほど、最初のころはそのプレッシャーを強く感じたものである。

グループ開業をして間もないころは、まだ患者もそれほど多くはない。開業医仲間でベテランの小児神経医Dr. Varmaのやり方を見ていると、彼は頭痛が主訴の患者すべてに対して、CTもしくはMRIを撮っていた。私が研修中は、問診と理学所見で偏頭痛の可能性が高いと思われるのであれば、CTは医療費の浪費であり、撮るべきではないと教わった。もちろん教科書にもそのように書いてある。そのことに関して私が質問すると、Dr. Varmaはにやりとして、おもしろいものを見せてあげるよと言い、一枚のコピーを見せてくれた。それは一人の神経内科開業医が訴えられて敗訴、莫大な慰謝料を請求され、仲間に助けを求めている一九九一年六月付けの手紙のコピーであった（写真15、16）。

手紙の主はシカゴで開業している神経内科医。患者は二十四歳のシングルマザー。十一年間偏頭痛様の頭痛があり、偏頭痛に対する薬物治療にもよく反応していた。神経的所見はすべて正常であった。偏頭痛の診断で、頭部CTは一度も撮られたことがなかった。

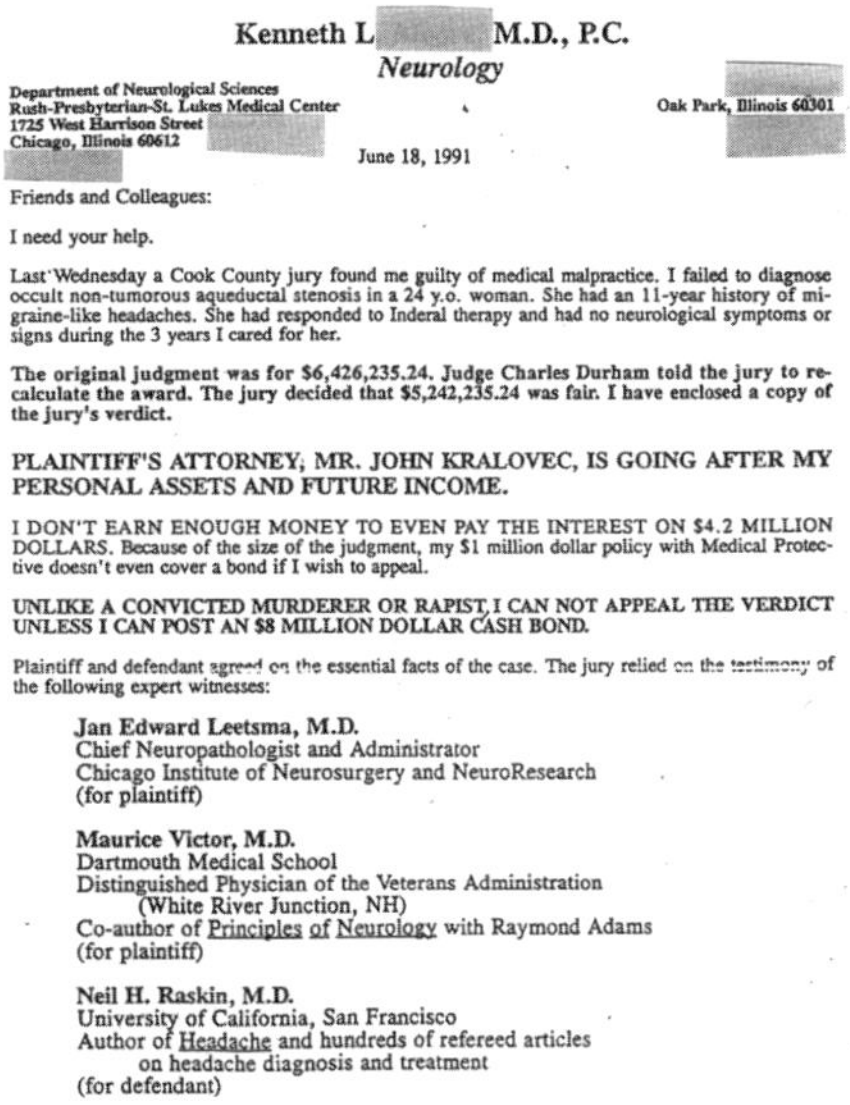

Kenneth L[redacted] M.D., P.C.
Neurology

Department of Neurological Sciences
Rush-Presbyterian-St. Lukes Medical Center
1725 West Harrison Street [redacted]
Chicago, Illinois 60612
[redacted]

[redacted]
Oak Park, Illinois 60301
[redacted]

June 18, 1991

Friends and Colleagues:

I need your help.

Last Wednesday a Cook County jury found me guilty of medical malpractice. I failed to diagnose occult non-tumorous aqueductal stenosis in a 24 y.o. woman. She had an 11-year history of migraine-like headaches. She had responded to Inderal therapy and had no neurological symptoms or signs during the 3 years I cared for her.

The original judgment was for $6,426,235.24. Judge Charles Durham told the jury to recalculate the award. The jury decided that $5,242,235.24 was fair. I have enclosed a copy of the jury's verdict.

PLAINTIFF'S ATTORNEY, MR. JOHN KRALOVEC, IS GOING AFTER MY PERSONAL ASSETS AND FUTURE INCOME.

I DON'T EARN ENOUGH MONEY TO EVEN PAY THE INTEREST ON $4.2 MILLION DOLLARS. Because of the size of the judgment, my $1 million dollar policy with Medical Protective doesn't even cover a bond if I wish to appeal.

UNLIKE A CONVICTED MURDERER OR RAPIST, I CAN NOT APPEAL THE VERDICT UNLESS I CAN POST AN $8 MILLION DOLLAR CASH BOND.

Plaintiff and defendant agreed on the essential facts of the case. The jury relied on the testimony of the following expert witnesses:

Jan Edward Leetsma, M.D.
Chief Neuropathologist and Administrator
Chicago Institute of Neurosurgery and NeuroResearch
(for plaintiff)

Maurice Victor, M.D.
Dartmouth Medical School
Distinguished Physician of the Veterans Administration
(White River Junction, NH)
Co-author of Principles of Neurology with Raymond Adams
(for plaintiff)

Neil H. Raskin, M.D.
University of California, San Francisco
Author of Headache and hundreds of refereed articles
on headache diagnosis and treatment
(for defendant)

写真 15　Dr. Varma が見せてくれた手紙

その患者がある日、強い頭痛を訴え入院。入院中に突然呼吸停止に陥り死亡。剖検で非腫瘍性の中脳水道狭窄が発見され、水道狭窄による脳圧亢進が直接の死因と考えられた。遺族が医者を訴え、医者、患者それぞれの側に著明な医師が証人となった。患者側の医師は、神経内科界の大御所で、神経内科の有名なテキスト、Adams & Victor の共著者である Dr. Victor。これは内科学で言えば、ハリソン内科学書のハリソン先生が患者側の証言に立ったようなものである。医者側の証言に立ったのは、

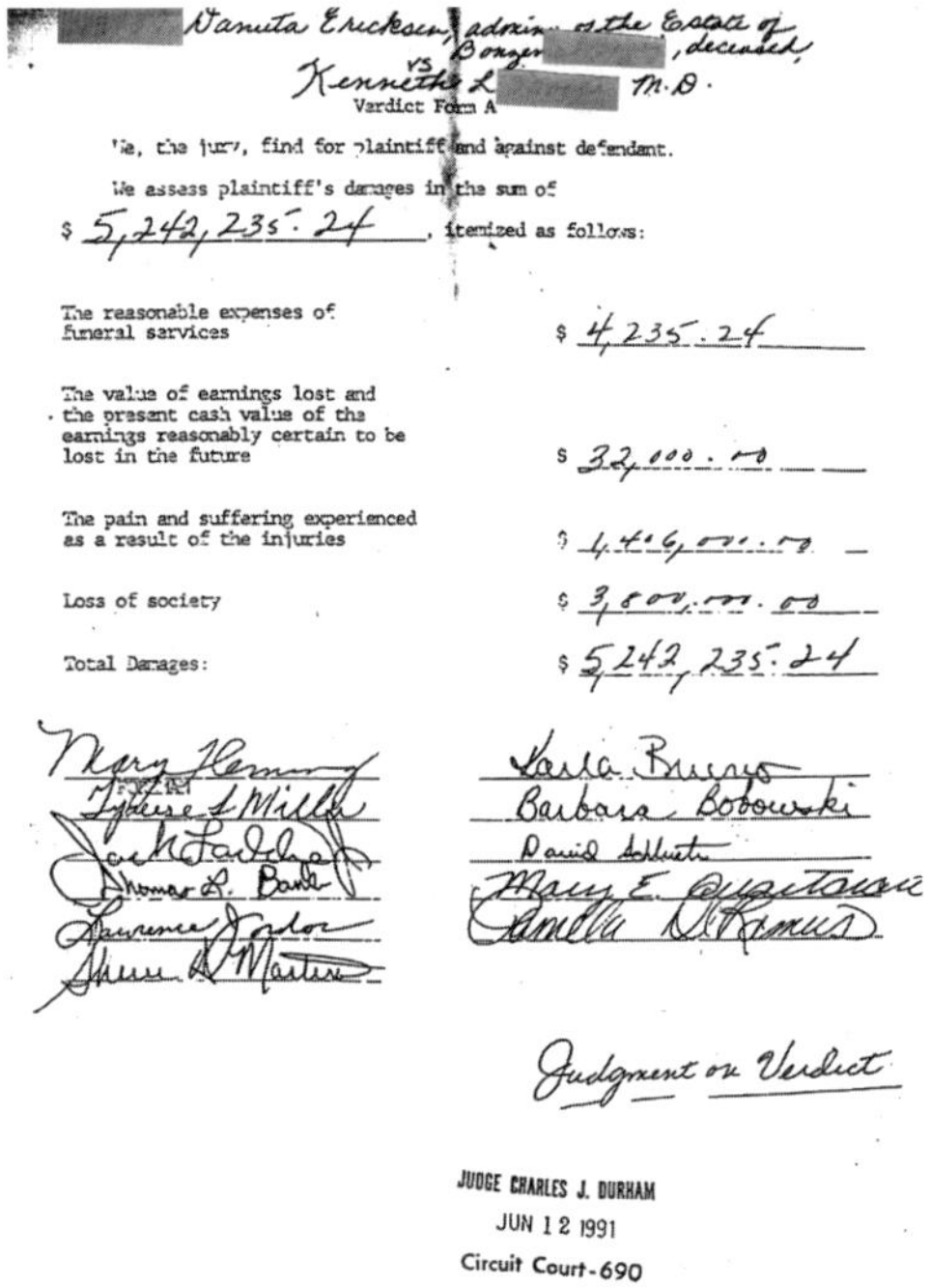

[redacted] Danuta Erickson, admin. of the Estate of Bonzer [redacted], deceased,
vs
Kenneth L [redacted] M.D.

Verdict Form A

We, the jury, find for plaintiff and against defendant.

We assess plaintiff's damages in the sum of

$ 5,242,235.24, itemized as follows:

The reasonable expenses of funeral services	$ 4,235.24
The value of earnings lost and the present cash value of the earnings reasonably certain to be lost in the future	$ 32,000.00
The pain and suffering experienced as a result of the injuries	$ 1,406,000.00
Loss of society	$ 3,800,000.00
Total Damages:	$ 5,242,235.24

Judgment on Verdict

JUDGE CHARLES J. DURHAM
JUN 12 1991
Circuit Court-690

写真16　Dr. Varmaが見せてくれた手紙（賠償額の内訳）

こちらも大物、UCSF（University of California, San Francisco）の教授で頭痛の専門家Dr. Neil Raskin。最終判決では医師の敗訴、判決額は何と六百四十二万ドル（約五億八千万円！（注：一ドル九十円のレートで計算。その他の金額も同じレートで計算した））。その後、若干減額されて最終判決額は五百二十四万ドル（約四億七千万円）になった。その内訳で、葬式代やその患者が生きていたら稼いだと思われる実質的な損失が占める割合は〇・七パーセント。九九パーセント以上は精神的苦痛、社会の損失といった non-economic damage であった。アメリカでは医者はすべて医療訴訟保険に入っている。多くの保険の補償額は最高一億円である。この医師の場合、普段の収入では、差額の約四億円にかかる利子すら払うことができない。さらに殺人や強姦などの重犯罪の場合と異なり、このようなケースでは八百万ドル（約七億円！）の保釈金を払わないと控訴もできないらしい。患者側の弁護士は、その医師の家、家財などのすべての財産はもちろんのこと、将来の収入もすべて持っていく。そのような状況で助けを求める手紙を送ったのである。この手紙を見せながら、Dr. Varma は、自分は自分自身を守るために、すべての頭痛患者のＣＴを撮る、たとえ保険会社が文句を言おうとＣＴを撮ると言っていた。その時は、そういうものなのかなぐらいの気持ちであった。

◉開業半年でキャリアがおしまい？

その数カ月後、八歳の女の子が頭痛を主訴に来院した。病歴、家族歴、理学所見からは偏頭痛を強く疑わせた。ただ夜中に頭痛で起きたことがあるとのこと。これは脳腫瘍などの頭蓋内圧亢進の時に見られることがあり、要注意の病歴である。ただし偏頭痛でもそのようなことはある。一応念のため、頭部ＣＴを撮ることを勧め、検査が正常でも一カ月後に再受診するよう母親に説明した。しかし、どちらも実行されなかった。二カ月後、その患者の小児科医から電話があった。患者がひどい頭痛を訴えているとのこと。いくつかのアドバイスをしたが、頭痛は改善せず、最後には小児病院の救急室を受診。頭部ＣＴが撮られ脳腫瘍が発見され、すぐに手術となった。集中治療室に入院中の患者を見舞い、カルテを見ると、母親がソーシャルワーカーに、今までに小児科医も小児神経科医も頭部ＣＴを勧めなかったこと、自分はもっと強く主張すべきであったかと話した内容が記載されていた。もちろん私のカルテには、頭部ＣＴを勧めたことは記載されており、そのコピーは紹介に対する返事として小児科医にも送ってある。幸い訴えられずにすんだが、もし頭部ＣＴを勧めていなかったら、あるいはそれをカルテに記載していなかったら、自分のキャリアはアメリカに来て六カ月で終わっていたと思う。小児神経では、どんな患者を診るのかと聞かれることがある。小児神経は脳の病気、精神科は心の病気を主な対象としている。精神科とよく間違えられる。小児神経で一番多いのが、てんかんや熱性痙攣などの痙攣関係。二番目に多いのが、意外に思う人が多いのだが頭痛。十歳以下の子供でも、頭痛で何日も学校を休むことは珍しくない。三番目が注意欠損多動症候群。残りはまれな神経疾患。このように小児神経の開業において、頭痛の患者の占める割合は大きく、何十年も開業しているとかなりの数になる。医学においては、すべての患者が教科書的な症状で来るわけではない。その中には、非典型的、非教科書的な患者も必ずいる。それらの一人でも見逃したら、その時点で医者のキャリアは終わる。教科書的スタンダードを学ぶ研修医と、何でもありの実戦である開業との違いを知らされた経験であった。

◉永住するとなると……

先に夜中の電話当番を交代ですると書いた。日本では患者が夜中に直接医師に電話することはほとんどない。しかしアメリカではそれが当たり前である。医者に対してそれなりの尊敬はするものの、日本のようなお医者様という感覚はない。高い医療保険を払っているのだから、ちゃんと治さないと承知しないぞといった感さえあり、夜中でも遠慮なく電話がかかってくる。三人のグループ開業なので、単純に三日に一回は電話当番になる。何度も起こされることもまれではない。冬には寝不足の状態で、週に一回は雪道の高速道路を片道二時間かけてドライブする。一度は前を走っている大きなトラックが車線を変更しようとして、スリップしたのだろう。ゆっくり大きく回転して路肩のほうに落ちていくのを目撃し、思わずUターンして帰ろうかという心境になった。こうした体験を積み重ねているうちに、ピッツバーグという土地で、ずっとこの仕事をやっていけるだろうかと疑問を感じるようになった。

もう一つの問題、それは生活においてとても大切な食事である。私のように純和風の人間は、アメリカ式の食事ではだめで、ご飯を食べないと力が出ない。数年という期間限定ならどんな場所でもやっていける。アラバマ大学で研修をしていた時、バーミングハムはアラバマ州で一番大きな町だったが、アジアの食材が買える店は中国人と韓国人が経営する店の二軒だけ。そこで米、味噌、醤油は手に入った。この三つがあれば、日本人は何とかやっていける。しかしそれ以外の食材になると難しくなる。納豆などは賞味期限が切れたものが冷凍保存されて売られている。比較的新しいものだと問題ないが、はるか以前に賞味期限が切れたものが多く、そういう納豆はどんなにかきまわしても糸をひかない。ちゃんとした納豆を食べたいと思うと、高速道路を片道三時間半とばして、となりの州ジョージアのアトランタまで行かなくてはならなかった。それでも三年間という期間限定なら耐えられる。ピッツバーグは日本人経営の小さな食料品店が一軒あったので、他の州に比べればずいぶん恵まれているが、それでも手に入る食材は限定される。ここに一生住むのかと思うと、ちょっと考えるところがあった。

こうして約二年間ピッツバーグで働いたあと、他の場所に移ることに決めた。移るならば、日本人であることが不利にならず有利になるところ、つまり日本人の多い場所がいい。候補としてはニューヨーク、カリフォルニア、ハワイが挙がった。ニューヨークは大都会すぎるし、寒いのでパス。カリフォルニアかハワイかで迷ったが、まずは以前から憧れていたハワイで職探しをすることにした。

第６章 ハワイでの開業

◉憧れのハワイ

ハワイでの仕事探しは思った以上に難航した。ハワイは島で人口が限られているうえ、ハワイ大学医学部があり、毎年新しい医者が卒業する。ハワイとアメリカ本土では、文化がずいぶん異なることから、地元出身の医者は、できればハワイに残りたいと考える。さらにアメリカ人にとってもハワイは特別な地で、新婚旅行に来る人も多く、アメリカ本土出身だがハワイで開業を考える医者もいる。このようにハワイは医者過剰の地なのである。私の専門の小児神経も全米的には医者不足で、全国学会などに行くとほぼアメリカ全土にわたって医者募集の案内が出ている。その中で数少ない例外の一つがハワイである。ハワイに着いて、何人かの小児科医、小児神経医と話をしたが、彼らは一様に、その土地と縁

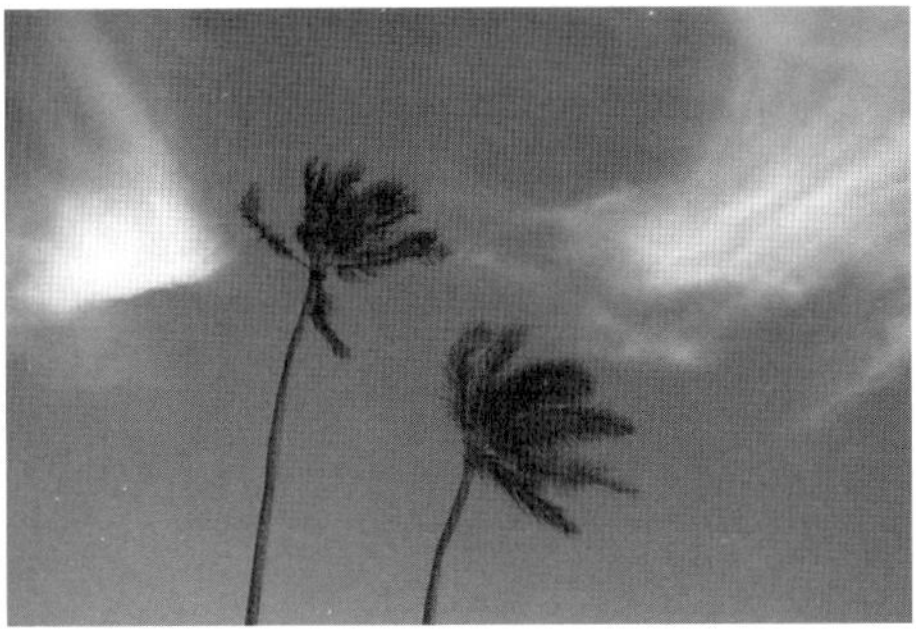

写真17　ハワイのやしの木と青空

のないものが新たにハワイで開業することの厳しさを話してくれた。外からやってきて開業したが、患者が集まらず、三、四年後に本土に戻っていく医者さえいるという。予想以上のきびしい現実に半ばあきらめかけていたところ、沖縄県立中部病院の先輩であり、ハワイ大学外科学教授の町先生がある人を紹介をしてくれた。彼は日系四世で、ハワイの中核病院であるクアキニ病院で家庭医の研修プログラムにかかわっていた。開業をしながら家庭医のレジデントに小児科、小児神経を教えるということで、雇ってもらえることになった。ハワイで開業という夢が実現した（写真17、18）。

◉ハワイは特別？

オフィスはクアキニ病院の敷地内にある、オフィスビルの一室を使うことになった（写真19、20）。クアキニ病

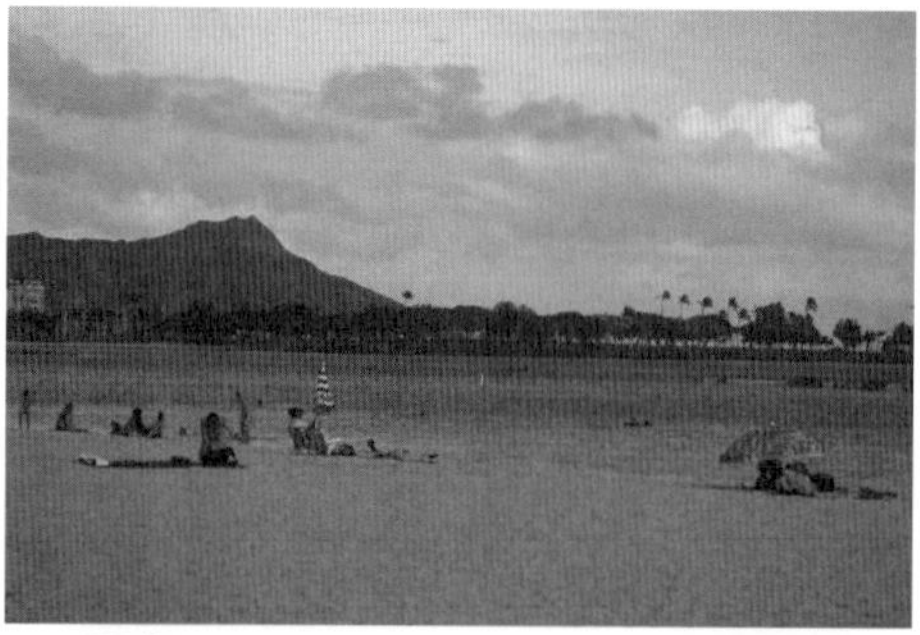

写真 18　のんびりしたハワイの景色

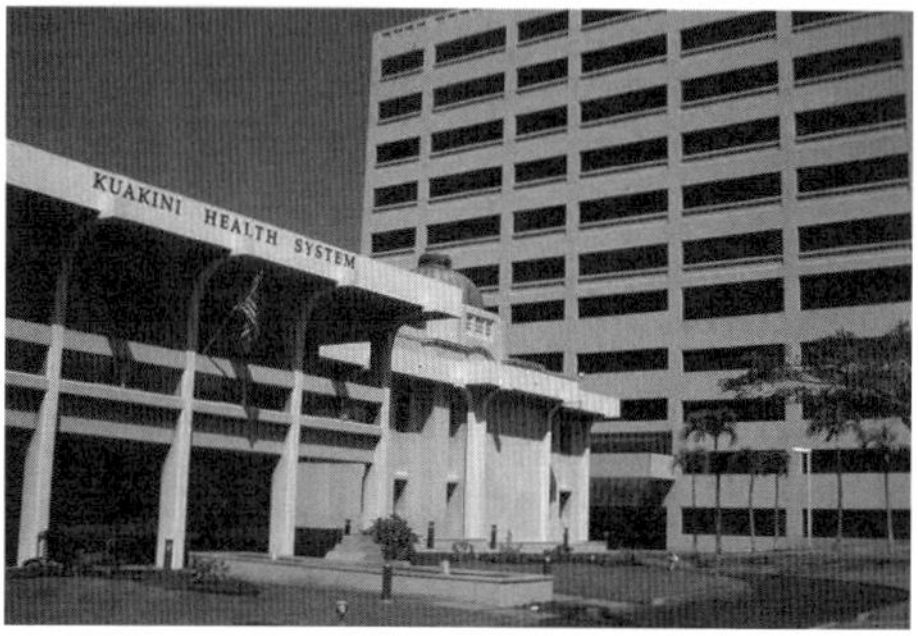

写真 19　クアキニ病院（左）と私のオフィスのあるビル（右）

院は歴史的に日系人とつながりが深く、以前はジャパニーズホスピタルと言われていた。教えながら開業というのは、日本ではあまりなじみがないかもしれない。アメリカでは大学の教授なども開業をしていることが多い。教授として大学から貰う給料とは別に、外来での診察も収入になる。大学の外来診察室を使わせてもらっての開業である。もちろん外来診

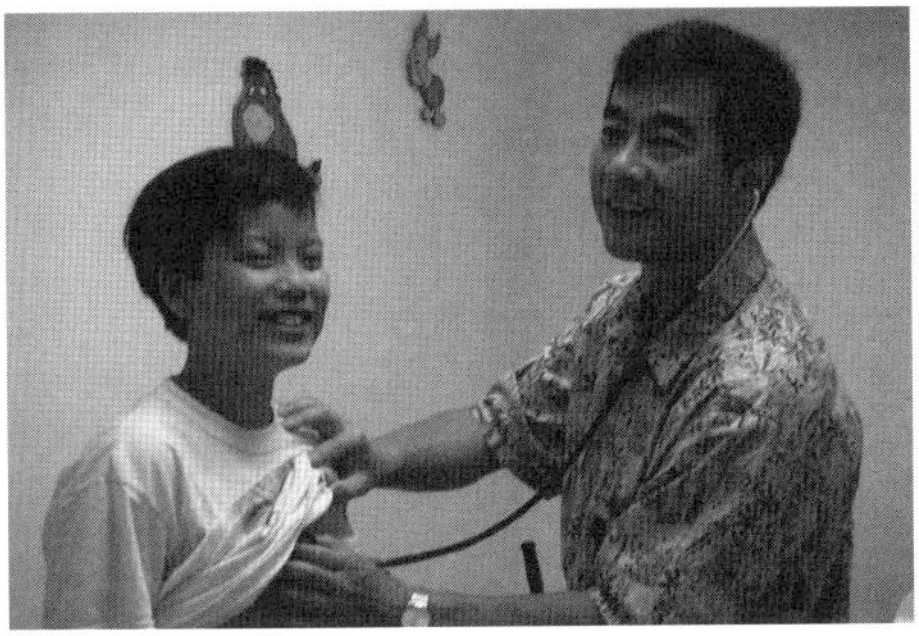

写真20　診察風景

察室の使用料を払う。町先生の話では、ハワイ大学の場合は大学から給料をもらっている人は少なく、教授も含めほとんどの医者の収入は、自分の開業（外来診療）によるものだそうである。ハワイとアメリカ本土との違いの一つに大学病院がないことが挙げられる。アメリカ本土の大学はすべて大学病院をもっており、研修医の教育は、大学病院もしくは近くにある退役軍人のための病院（veteran's hospital：VA）で行われる。教育にあたるスタッフは、基本的には大学病院から給料をもらい、大学で研究も行っているスタッフである。ハワイ大学は大学病院をもたず、研修医の教育はハワイの中核民間病院であるクィーンズ病院もしくはクアキニ病院で行われる。教育スタッフも、教授を含め基本的には開業医である。大学病院から給料を貰い研究している教育スタッフは非常に少ない。開業医は直接大学から給料をもらっていないが、研修医に教えることにより、より多く患者を紹介してもらえることになるというメリットがある。そのため、教育内容も研究より臨床中心のものになる。

専門の小児神経だけでは患者が十分いないので、ハワイでは一般小児科も診ることにした。日本と違い、アメリカではビルでのオフィス開業が圧倒的に多い。同じビル内に、放射線や検査室がやはり開業していることが多いので、彼らを利用すれば自分のオフィスに必要な医療機器は少なくてすむ。一般的に点滴が必要な子は入院が必要と考えられ、外来で点滴をすることもほとんどない。そのため、開業するにあたっての人件費や設備投資は日本に比べてはるかに少ない。しかし開業が立ち上がるのは日本よりはるかに時間がかかる。前にも述べたように、アメリカでは毎回かかりつけの医者に診てもらわなければ、保険が支払われず、自己負担になってしまう。そこにいる患者は、すでに家庭医をもっている人がほとんどである。日本のように、近くに新しい医者が開業したから、どんな医者か見に行ってみようということはできない。別の医者に診てもらう場合は、保険会社に連絡して家庭医を変更し、さらに現在の家庭医に頼んで、カルテのコピーを新しい医者に送ってもらう必要がある。よほどの理由がないかぎり、普通そこまではしない。家庭医をもっていない患者や他所から引っ越してきた患者などから徐々に口コミで患者が増えるのを待つ必要がある。そのため、患者の数が増えるのに時間がかかる。一番良いのは、忙しい開業医のグループに加わることである。他の先生が忙しい時、患者をまわしてもらったりすることにより、ずっと早く患者数を増やすことができる。ところがハワイに来て驚いたのが、グループ開業している医者は少なく、大多数は個人開業しているのである。アメリカ本土の感覚では、前述したように一人で開業することは睡眠不足で死ぬことを意味する。なぜハワイの医者は一人でやっていけるのか聞いてみたところ、夜中の電話がそれほど多くないからだそうである。ハワイはアジア人人口が多く、白人が少数派として小さくなっている、アメリカで唯一の州である。アジア的感覚では医者に対する尊敬の念がアメリカ本土より強く、夜中に医者を起こすことに対して遠慮するという傾向がある。また南の島共通（？）ののんびりした気質も関係しているようである。グループ開業より個人開業のほうが、人間関係の煩わしさも少なく、自分のやりたいようにできる。こういった理由で、ハワイではアメリカには珍しく個人開業が多いのである。

◉新米小児科開業医

ピッツバーグでは小児神経専門医として働いていたため、一般小児科開業医としての経験は乏しい。前回はグループ開業だったので他の医者に気軽に聞けたが、今回は一人である。本格的に仕事を開始する前に、他の小児科開業医の診察を見せてもらうことにした。幸いにも、日系二世である Dr. Tottori が気持ちよく引き受けてくれた。Dr. Tottori は高齢の医者で、その博識においてハワイ大学小児科臨床教授の肩書きをもち、同僚からも尊敬されている小児科医である。彼は日本語も流暢に話され、毎年二回日本に旅行するのを楽しみにされていた。日本に関しては、私よりはるかに多くの場所を旅行されており、知識も豊富であった。日本のことをいろいろ聞いてくるのだが、答えられないことも多々あり、恥ずかしい思いをしたものである。Dr. Tottori からは多くの知恵を学んだ。病気の診断、治療はある程度できる自負はあったが、それよりも地元ハワイのお母さんたちに、どのように説明すれば納得してもらえるか、どのような場合オフィスに来てもらい、どのような場合病院の救急室に行くよう指示すればいいかなどの、年配の医者の知恵を教えていただいた。

前述のように、アメリカでは毎回同じ家庭医にかからなくては保険が払ってくれない。これは自分がきっちり患者教育をでき、フォローすることができるという点では良い。しかし、いったん自分の患者として受け入れると、医者のいうことをなかなか聞き入れない問題患者に対しても、自分が責任を取らなくてはいけなくなる。一度診察すると、その時点で責任が生じる。そのため、家庭医になる小児科、内科医は新患を受け入れる時は慎重になる。特に家庭医を替えたいという患者の場合は、前任の医者にどんな患者であったか、トラブルを起こしやすい患者ではないかなどを問い合わせたりして、自分の患者として受け入れるかどうかを決める。人気のある医者はすでに患者がたくさんいるので、紹介以外の新患を受け入れないという場合も多い。患者が増えると、中には医者の言うことを一向に聞かない患者も出てくる。そして、そういう患者の状態が悪くなった場合でも、きちんと治療しなかったとして、責任は医者のほうにくるのである。そのような場合は、医者は患者に対して責任をもてないので、家庭医をやめることができる。ただし一定の手続きを踏む必要がある。まずその旨を口頭で伝え、さらに文書にして配達証明付きで患者の自宅にも送る。患者が新しい医者を見つけるまでの猶予期間は普通三十日。その間は、緊急時にかぎり診療し、それ以降は患者の治療には関与しないという内容の手紙を送り、自分の責任ではないことを明確にする。私もこのような手続きののちに、数人の患者の小児科医あるいは小児神経科医であることをやめた。責任を明確にする、契約社会アメリカならではのやり方と言える。

◉古き良き日本

Dr. Tottori は少し特別であるが、外国にいると日本のことを聞かれることがよくある。日本にいる時は考えもしなかったことを、質問に答えるために必死に考える。その中で自分のアイデンティティである日本というものを意識するようになる。ハワイでは夏になると、あちこちにあるお寺で盆踊り（Bon dance）が行われる。日系人はもちろん、白人も着物、浴衣、アロハシャツとそれぞれの服装で踊っている。屋台の出店もあり、踊らない人もお祭り気分で集まってくる。今の日本ではあまり見かけなくなった風景である。外国にいると、より自分のアイデンティティを意識するようになり、自分たちがもっている文化を大切にする。日本では時代の流れにより、どんどん古いものがなくなっていくが、外国においては、そのような時代の波に侵食されることなく、そのままの形で受け継がれていく。古き時代の日本が一番よく残っているのが、外国の日系人社会だと言われる。友人の日本人の内科医は、患者の多くが日系人である。彼の話では、日系人の中にアメリカ人的要素と古風な日本人的要素を見るという。積極的に自分の意見を主張するかと思うと、ある部分では非常に周囲を気にする。アメリカ本土の給料のいい仕事をやめてまで、病気の親の看病をするためにハワイに帰って来る者もいる。今時ここまでする人は少ないと思うほど、

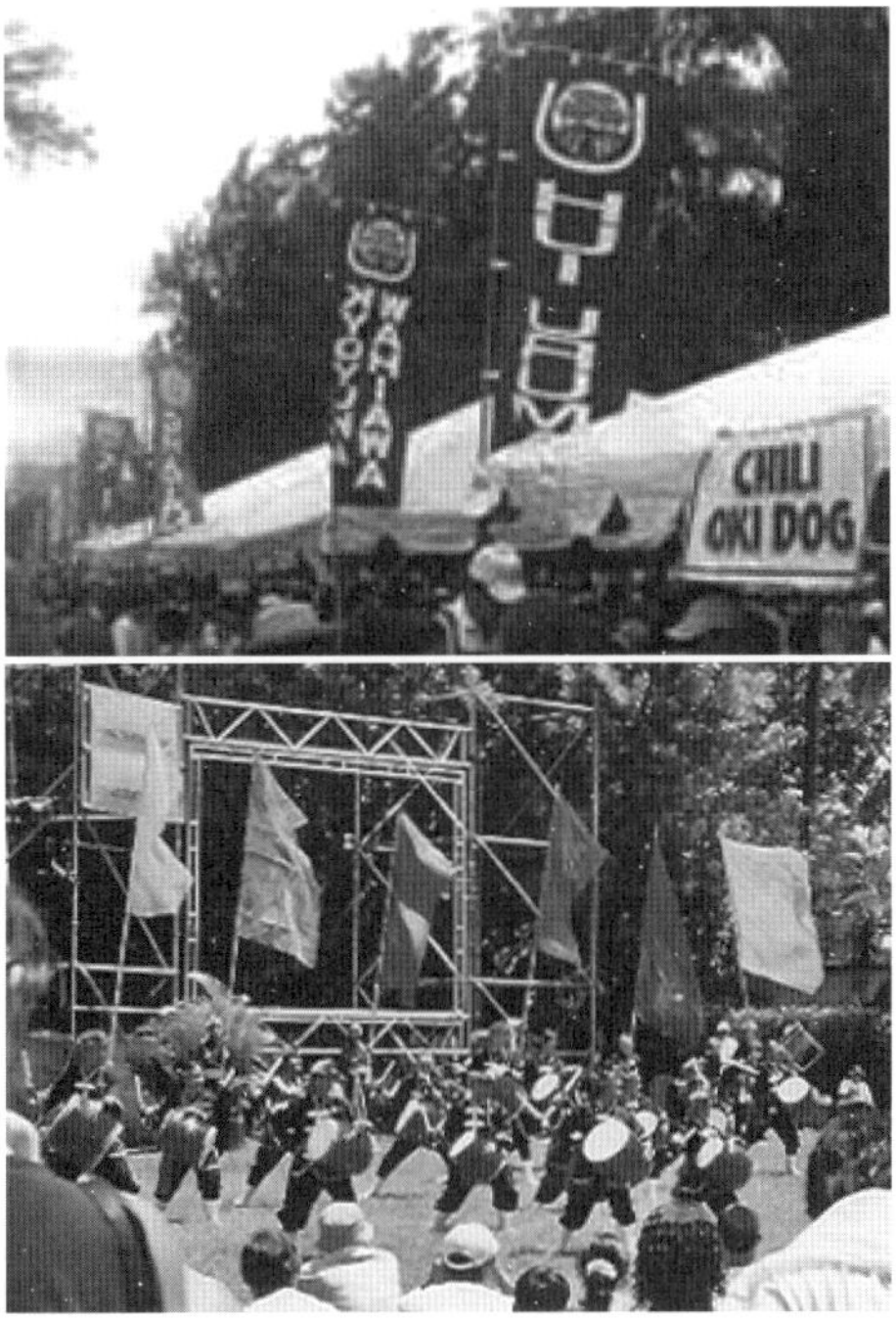

写真 21　Okinawan Festival

献身的に親の世話をするそうである。ハワイには沖縄からの移民が多い。ハワイではジャパニーズとオキナワンは区別され、団結力の強いオキナワンのほうが社会的地位が高いと言われる。毎年九月にカピオラニ公園でOkinawan Festival（写真21）が開かれ、それぞれの出身地ごとに幟を立て店を出す。出店では沖縄そば、サーターアンダギー（沖縄ドーナッツ）、焼きそば、ホットドッグ、醤油チキン、カキ氷などが売られている。一番人気は揚げたてのサーターアンダギーである。沖縄物産展では、普段手に入りにくい食材も売っている。中央ステージでは、三線、琉球舞踊、空手の演舞、エイサー（お盆の伝統舞踊）などなど、一日中パフォーマンスが繰り広げられ、地元の人たちはもちろん沖縄からも大勢の人が参加する。夜にはビギンやりんけんバンドなどの沖縄出身ミュージシャンの無料コンサートが催される。毎年恒例の盛大な夏祭りである。私も毎年、健康相談コーナーにボランティアとして参加していた。子供たちは三世、四世になっており、日本語はまったく話せない。しかし彼らは、三線を弾きながら沖縄民謡を歌い、エイサーを踊る。伝統は脈々と受け継がれている。

第７章　健康保険のない人が三割。でもまし……

◉健康保険が月十万円！

開業する前にしなくてはならない大事なことの一つに、さまざまな医療保険会社に保険医として登録することである。これをしておかないと、患者を診ても収入が入ってこない。アメリカは国民健康保険のない、唯一の先進国である。日本の生命保険のようにさまざまな会社のさまざまな保険があり、保険料によりカバーされる範囲が違ってくる。この国民健康保険の問題は、後に述べる医療訴訟とならんで、アメリカ医療の影の部分のビッグ２である。アメリカの医療保険は非常に高い。家族全員の保険料が、私が一九九一年に渡米した時は一カ月約五万円、現在では一カ月約十万円である。正社員になると会社が医療保険を負担してくれる。まだ小さい子供をもつ母親の場合、保育所に子供を預けると、保育

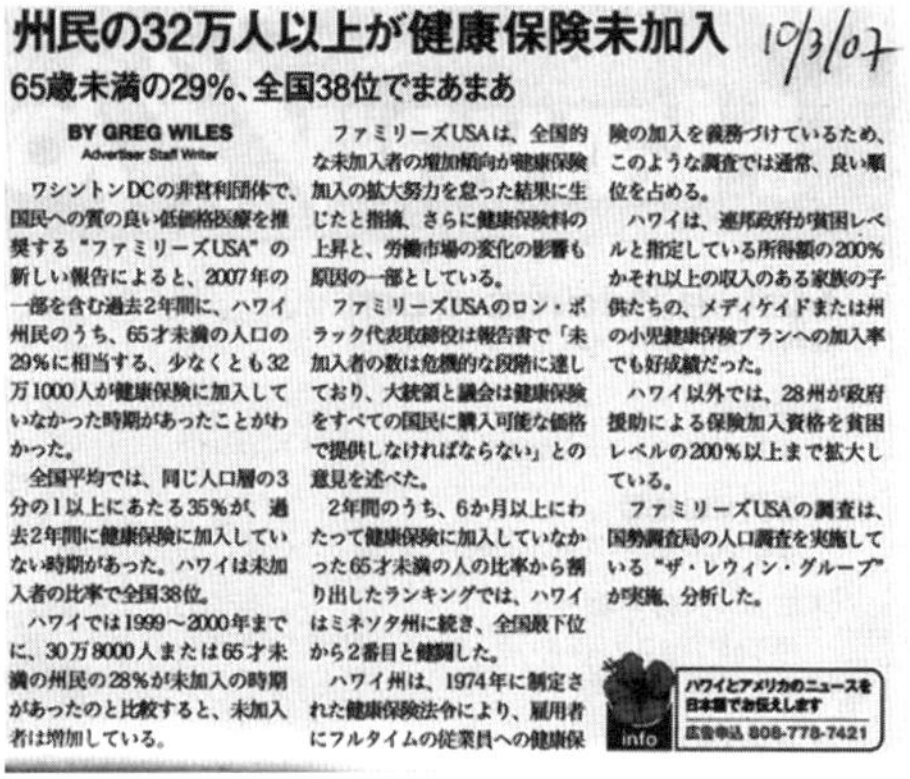

州民の32万人以上が健康保険未加入 10/3/07

65歳未満の29%、全国38位でまあまあ

BY GREG WILES
Advertiser Staff Writer

ワシントンDCの非営利団体で、国民への質の良い低価格医療を推奨する"ファミリーズUSA"の新しい報告によると、2007年の一部を含む過去2年間に、ハワイ州民のうち、65才未満の人口の29%に相当する、少なくとも32万1000人が健康保険に加入していなかった時期があったことがわかった。

全国平均では、同じ人口層の3分の1以上にあたる35%が、過去2年間に健康保険に加入していない時期があった。ハワイは未加入者の比率で全国38位。

ハワイでは1999～2000年までに、30万8000人または65才未満の州民の28%が未加入の時期があったのと比較すると、未加入者は増加している。

ファミリーズUSAは、全国的な未加入者の増加傾向が健康保険加入の拡大努力を怠った結果に生じたと指摘、さらに健康保険料の上昇と、労働市場の変化の影響も原因の一部としている。

ファミリーズUSAのロン・ポラック代表取締役は報告書で「未加入者の数は危機的な段階に達しており、大統領と議会は健康保険をすべての国民に購入可能な価格で提供しなければならない」との意見を述べた。

2年間のうち、6か月以上にわたって健康保険に加入していなかった65才未満の人の比率から割り出したランキングでは、ハワイはミネソタ州に続き、全国最下位から2番目と健闘した。

ハワイ州は、1974年に制定された健康保険法令により、雇用者にフルタイムの従業員への健康保険の加入を義務づけているため、このような調査では通常、良い順位を占める。

ハワイは、連邦政府が貧困レベルと指定している所得額の200%かそれ以上の収入のある家族の子供たちの、メディケイドまたは州の小児健康保険プランへの加入率でも好成績だった。

ハワイ以外では、28州が政府援助による保険加入資格を貧困レベルの200%以上まで拡大している。

ファミリーズUSAの調査は、国勢調査局の人口調査を実施している"ザ・レウィン・グループ"が実施、分析した。

写真22　ハワイの新聞の日本語版。州民の医療保険加入率について書かれてある。

料も高いため、稼いだ給料がそのまま保育所代に消えることもある。それでも働くのは医療保険が欲しいためである。自営業やパートの仕事の場合はそんなに高額の保険料は払えないため、医療保険をもっていない人も多い。二〇〇七年十月のハワイの新聞、ホノルルアドバタイザー日本語版に載っていた記事によると（写真22）、ハワイ州の医療保険未加入率は六十五歳未満で二九パーセントであった。アメリカの全国平均は同じ年齢層では三五パーセントが未加入であるから、全国的にはいくぶん良いほうで、悪いほうから数えて五十州のうち三十八位である。

表１　医療保険の種類とその違い

	HMO	PPO
保険料	安い	高い
自己負担	0	10%
他科受診	紹介要	紹介不要
受診できる医者	少なめ	多い

◉保険会社には勝てない？

医療保険は大きく分けると、ＨＭＯ（Health Maintenance Organization）とＰＰＯ（Preferred Provider Option）の二つに分けられる（表１）。ＨＭＯはマネージドケアとも言われ、「良い」医療を安く提供すると宣伝している保険である。確かに保険料はほかの保険に比べると安い。しかも外来、入院ともに自己負担はゼロ。とても素晴らしく聞こえる。ただし自己負担ゼロというのは、保険会社が認めた場合という条件つきである。高額な検査、治療はすべて保険会社の承認がいる。私の専門の神経では、ＭＲＩをよくオーダーする。この検査は高額で保険がなければ、検査（放射線医の読影料を除く）だけでも十万円以上はする。保険が認められなければ患者の自己負担になってしまうので、まず保険会社に書類を書いて承認を求める。ところが不承認になることがよくある。保険会社が払わないということで検査を行わず放置しておいて、後で何か見つかっても、患者が訴えるのは保険会社ではなく医者である。そのため保険会社に電話をするたびにケンカすることになる。免疫グロブリン治療なども必ず事前に、保険会社の承認を取らなくてはいけない。たとえそれが川崎病の場合のように、ゴールドスタンダードであったとしても、承認が下りるまでは治療を開始できないのである。私が最初セントルイス小児病院に行った時、病棟のナースステーションで医者とは思えない背広の紳士がカルテを見ていた。いったいあれは誰かと尋ねると、保険会社の人間だという。この患者はこれ以上入院が必要かどうかをチェックしているのである。そして、医者にこれ以上の入院は保険会社としては認めない、入院を続ける場合は患者の自己負担になる旨を告げたりする。このように医師の裁量権以上に、保険会社が非常に強い力と発言力をもっているのである。

◉怖いけど本当の話、『Sicko』

マイケル・ムーア監督が『Sicko』という映画を作った。アメリカ医療の問題点を辛口で描いた映画である。私の大先輩で、二十年以上前にアメリカで研修をして専門医まで取った先生がその映画を見て、あれは本当かと他のアメリカ留学経験者に尋ねられたと聞いたが、残念ながら事実である。ぜひレンタルビデオで見ることをお勧めする。あの映画の中には印象深いエピソードがいくつも述べられている。そのうちの一つに、交通事故で意識を失った患者が救急車で病院に運び込まれた時のことがある。その患者は医療保険をもっていたにもかかわらず、救急車代はカバーされず自己負担になっていた。保険会社に問い合わせたところ、事前に承認を取っていなかったからだという。その患者は、自分は意識を失ったのに、どうやって事前承認を取れというのかと憤慨していた。ちなみにアメリカでは救急車は民間会社が経営しており無料ではない。普通に払うと十万円近くかかる。日本のようにタクシー代わりに使うということはありえない。保険会社は検査、治療の承認申請を不承認にするほど、お金を払わなくてもすみ、儲かる仕組みになっている。映画の中で、不承認にすればするほど、会社の中で出世していく内情を暴露していた。

◉「良い」(?)医療を安く提供するＨＭＯ

ＨＭＯ保険の特徴の一つに、どんな病気でもまず家庭医に診てもらわなくてはいけないという点がある。たとえそれが明らかに専門科の診察が必要な場合でも、まず家庭医の診察を受ける。そして必要と判断されたら、専門科に紹介してもらうのである。その場合、保険の種類によって、紹介してもらうことのできる医者の数が違う。そしてＨＭＯの場合、その数が決して多くはない。ＨＭＯは保険料の安さを宣伝文句にしている。別の見方をすれば、医者に対しての支払いも当然安いのである。アメリカでは、日本と異なり医者はすべての患者を診る義務はなく、診療を拒否することができる。腕がよくて評判のよい医者はすでに患者が多く忙しい。同じ診察をするのなら、より多く支払ってくれる保険のほうがいいに決まっている。さらにＨＭＯは書類手続きも多い。そのため、ＨＭＯの保険患者はとらないという医者もけっこういるのである。アメリカでは、患者が医者のオフィスに予約の電話をかけた時、最初に聞かれる質問は「あなたの保険は何か」である。保険がなければ、たとえ自費で払うと言ってもまず診てもらえない。たとえ保険があっても、保険の種類によっては断られる。自分の病気を確実に治してくれる名医が近くにいたとしても、ＨＭＯを含め保険の種類によっては診てもらえないこともあるのである。

第8章 盲腸の手術で一晩百五十万円

◉「良い」保険ＰＰＯ

では、ＰＰＯの場合はどうか？　ＰＰＯは一般的に「良い」保険と言われており、保険料も高い。家族で毎月十万円くらい払うのはＰＰＯである。ＰＰＯでも家庭医を決めなくてはいけないが、必ずしも毎回家庭医を通さなくてもよい。眼の症状であったら、直接眼科に行ってもよいのである。そして医者に対する払いも良いため、ほとんどの医者はＰＰＯを受け入れる。つまり診てもらえる医者の数が多いのである。この保険の問題点は、毎月の保険料もさることながら、外来、入院ともに一〇パーセントの自己負担があることである。アメリカの医療費はとてつもなく高い。医者に診てもらう場合、初診で自己負担の場合、一万五千円くらいは覚悟しなくてはいけない。もちろんこれは診察代だけで、検査や薬は別である。専門医の場合、三、四万円は普通である。ハワイで妻が虫垂炎になったことがある。夜、病院の救急室を受診し、すぐに虫垂炎の診断がついた。知り合いである外科教授の町先生にお願いして、夜中の十二時ごろ手術をしていただいた。手術を終えると町先生は、「手術は無事に終わりました。今日の午後には退院できると思いますよ」と、にこやかに笑いながら説明してくださった。次の日の午後六時頃退院したので、病院には二十四時間もいなかった。アメリカでは請求書は一枚ではない。救急室、レントゲン検査、検査室、病院、外科医、麻酔科医……、これらはすべて独立しており、別々に山ほど請求書がくる。全部の請求書を合わせると、約百五十万円であった。支払うのはこの一〇パーセントである。妻はまだお腹を痛がっていたが、もう一泊すると、さらに約十万円の追加である。友人の小児科医の息子さんが肺炎で入院し、三日間点滴の抗生物質治療を受けた。血液とレントゲン以外はたいした検査もしてなかったそうだが、それでも請求額は約百四十万円だったと言っていた。前述の『Sicko』という映画の冒頭のエピソードに、材木加工をしている自営業者で仕事中に誤まって指を切り落としてしまった人が出ていた。彼は医療保険に入っていなかった。急いで救急室に行くと、完全に切り落とされた中指をくっつけるのにかかる費用は四万ドル（約三百六十万円）、半分切れた薬指だと一万二千ドル（約百八万円）かかるがどうすると聞かれた。彼は中指をあきらめ、安いほうの薬指だけをつけてもらうことにした。中指の先端はなくなっていた。日本には一九七三年に家計の負担を軽減するために高額療養費制度が制定され、医療費の自己負担額が一定の金額（八万一千円）を超えた場合、その差額が返ってくるという素晴らしい制度がある。アメリカには、そのような素晴らしい制度がない。

◉旅行者保険は必需品

ハワイは日本からの旅行者が多い。当然病気になる人も少なくない。旅行者保険に入ってない人にかぎって病気になるような気がする。家族旅行の場合、すでに前から計画しており、旅行代金もすでに払ってあるので、子供が直前に風邪をひいても、多少の無理をしてでも連れてくる。ハワイに着いたとたん、具合が悪くなったり熱性痙攣を起こしたりすることがある。クレジットカードに保険がついているから大丈夫と思って、旅行者保険を買わない人も多い。しかしクレジットカードで保障される額は、日本の感覚では大きい額だが、アメリカではまったく不十分である。さらに、以外に知られていないことだが、旅行者保険が保障するのは、（新たな）急性の病気だけであって、日本にいた時からの病気（持病）に関しては、たとえそれが急に悪くなったとしても一切保障しない。したがって、健康に不安を抱えている人の海外旅行はあまりお勧めできない。しかし、どのような場合であっても、外国に旅行する場合は、お守りだと思って、旅行者保険は絶対に入っておいてほしい。

万が一病気になって入院した場合は、何百万単位の入院費の請求を覚悟しなくてはいけない。その場合、日本の感覚では信じられないが、値切ることが可能である。医者は診療行為に対し、自分で料金を設定することができる。しかし、べらぼうな値段をつけるわけではなく、当然相場がある。これはメディケイドという福祉の保険の支払い額を一つの目安として、それにいくらか上乗せして決める。しかし保険会社がその額をそのまま払ってくれるわけではなく、保険会社が一方的に決めた値段にまで切り下げられる。医者はその金額をのむしかない。医者がいくらに治療費を設定するかにもよるが、半分近くまで切り下げられることも多い。したがって、ちゃんと医療保険をもっている患者からでさえも、実際は自分の請求額よりはるかに低い金額しかとれないのである。ましてや、保険のない患者である。病院としてみたら、取りっぱぐれるより、いくらかでも取ったほうがよい。このように交渉によっては、実際にかなり値切ることができるのである。いくつもの保険会社が競争している都市では、保険会社の支払いもよくなる。しかしハワイの場合は、HMSA（Hawaii Medical Service Association）という保険会社の独占状態になっており、残念ながら保険会社の力のほうが医者より勝っている現状である。それ以外に、日本の医療保険が帰国後、少しは保障をしてくれる。ただし、日本の医療費に基づいての額しか払ってくれないため、実際には雀の涙程度になると思われる。

◉アメリカでのお産

ハワイという場所がら、お産のためにやってくる日本人も少なくない。アメリカは、国内で生まれた赤ん坊には、アメリカ国籍を与える。アメリカは二重国籍を認めている国である。日本は二重国籍を認めていない。ただし、二十一歳までは両方もつことは合法で、その後は日本人かアメリカ人かを選択しなくてはいけない。子どもの将来の選択肢を広げてあげたいという親心であろう。しかしお産は当然保険でカバーされず、すべて自費である。お産の費用、出産後の小児科診察などを含めると、何百万円という費用になる。しかもこれはお産が順調にいった場合の話である。お産というのは何が起こるか分からない。もし予定より早く未熟児として生まれたり、仮死状態で生まれた場合、新生児集中治療室

（NICU）に何十日も入院することになる。その場合は数千万単位の請求が来ることも十分ありうる。こういう事実を知っていたら、怖くてアメリカではお産はできない。将来アメリカ人になることも可能という、選択する可能性の非常に低いメリットに比べ、万が一の時のリスクの大きさを考えたら、アメリカで出産することは決してお勧めできない。

◉病気になったら破産？

話をPPOに戻そう。このように医療費の高いアメリカにおいては、中流の人間でも、病気で入退院を繰り返したら、わずかな貯えはあっという間に底をつき、破産することができる。私の専門は小児神経で、病気の性格上治ることはまれで、入退院を繰り返すことも多い。私がセントルイス小児病院で働いていた時、小児神経スタッフの一人が、ワシントン大学は患者の家を何件も取り上げているよ、自分の患者も家を取り上げられたものがいると、実にあっさりと話していた。そういう事実と、望ましいことではないが、それは仕方がないといった感じのスタッフの態度に驚いたのを覚えている。前述の映画『Sicko』にも、ともにしっかりした仕事をもち中流の暮らしをしていた夫婦が、病気による入退院を繰り返すことにより破産し、決して豊かではない子どもたちの世話になる状況が描かれている。私も同僚の医師と、俺たちも病気になったら、あっという間に福祉の世話になるなと、半分冗談、半分本気で話していた。

第9章 タミフルが使えない

◉福祉の保険

では、保険が買えない人の場合はどうするか？　年収が一定以下の場合は、メディケア、メディケイドなどの福祉の保険を受けることができる。これら福祉の保険は外来、入院、検査、薬代すべて無料である。しかしＨＭＯ以上にさまざまな制限がある。薬などは基本的なものしか使えない。小児科の外来受診理由は発熱、つまり急性感染症が一番多い。抗生物質が必要な場合も、最初は第一世代などの基本的な薬しか処方できない。たとえそれが効かないと分かっていても。最初の処方薬が効かない場合にのみ、次の新しい薬が処方できる。そのため最初の薬を処方すると同時に、保険会社に新しい薬の処方許可を提出する。二、三日後に許可が下りて、はじめて患者は効果のある薬を手に入れることができる。

その間は、熱にうなされているしかない。アメリカでも新しい薬が出ると製薬会社の営業マンが開業医のオフィスを訪問して、一所懸命、新薬を宣伝する。日本と違うのは、サンプルを大量に置いていく点である。彼ら営業マンにとって、どれだけ医者を訪問してサンプルを置いていくかも、一つの実績としてみなされる。これら新薬は、福祉の保険ではほとんどカバーされない。大量に置いていってくれたサンプルを、福祉の保険の患者たちに分けてあげることもよくあった。

インフルエンザの特効薬にタミフルという薬がある。現在、日本では副作用、耐性の出現など、さまざまな問題が言われている。四、五年前にCDC（米国疾病予防管理センター）が、インフルエンザの九一パーセントは抗インフルエンザ薬、アマンタジンに耐性があるので使わないよう勧告を出した。アマンタジンは福祉の保険でも処方できる安い薬である。しかしタミフルの処方は認められていなかった。高価な薬だからである。タミフルを自費で購入すると、五日分で約一万五千円かかる。福祉の人がそのような高価な薬を買うことは現実的には無理である。治療薬はあるが、貧乏人はその恩恵に預かることはできなかった。ようやく最近になってタミフルが福祉の保険でも処方できるようになった。世界のタミフルの使用量の七五パーセントは日本で消費されていると言われる。日本ではタミフルによると思われる異常行動が以前から問題になっていたが、アメリカでは副作用どころか、簡単に処方させてもらえない高嶺の花の薬であった。福祉の保険は、先ほど述べたＨＭＯよりも、医者にとっては収入がさらに少ない保険である。また患者がいろいろな社会的問題点を抱えていることが多く、医者の指導を守らないことも多い。そのため、福祉の保険の患者を診ない医者も多い。近くに専門家がいるにもかかわらず、遠くの専門家しか受診できないという、患者には選択の余地がないのが日常である。

◉日米の予防接種の違い

日本とアメリカの大きな違いの一つに予防接種がある。アメリカは、日本に比べて予防接種の種類も接種回数もはるかに多い（図1参照）。そして決められた予防接種を受けていないと、学校に入れてくれない。基本的にワクチンは個別接種であり、家庭医である小児科医が定期検診と一緒に行う。ワクチンは基本的にすべての保険でカバーされ、無料で受けられる。毎年夏休み時期になると、ハワイのサマースクールに入るため日本の子供が何人もやってくる。サマースクールに入るには、予防接種の記録を含む医師の健康診断書が必要である。日本で接種していた予防接種だけではまったく不十分で、一度に三、四本

Recommended Immunization Schedule for Persons Aged 0 Through 6 Years—United States 2009
For those who fall behind or start late, see the catch-up schedule

Vaccine ▼　Age ▶	Birth	1 month	2 months	4 months	6 months	12 months	15 months	18 months	19–23 months	2–3 years	4–6 years
Hepatitis B[1]	HepB	HepB		see footnote1	HepB						
Rotavirus[2]			RV	RV	RV[2]						
Diphtheria, Tetanus, Pertussis[3]			DTaP	DTaP	DTaP	see footnote3	DTaP				DTaP
Haemophilus influenzae type b[4]			Hib	Hib	Hib[4]	Hib					
Pneumococcal[5]			PCV	PCV	PCV	PCV				PPSV	
Inactivated Poliovirus			IPV	IPV	IPV						IPV
Influenza[6]					Influenza (Yearly)						
Measles, Mumps, Rubella[7]						MMR		see footnote7			MMR
Varicella[8]						Varicella		see footnote8			Varicella
Hepatitis A[9]						HepA (2 doses)				HepA Series	
Meningococcal[10]										MCV	

Certain high-risk groups

図1　アメリカ小児科学会の勧める2009年度予防接種スケジュール

の予防接種をされるのが普通である。一度に四、五本予防接種をするのは、医学的には何ら問題ない。ただし、その晩軽度の熱が出ることも珍しくない。予防接種に関しては、日本は国際的に見てもずいぶん遅れている。子供の髄膜炎の二大起炎菌である、インフルエンザ菌と肺炎球菌はアメリカでは必須のワクチンである。この感染症は、高い確率で脳に後遺症が残る重症感染症であるが、ワクチンのおかげでアメリカではほとんど診ることがなくなった。日本では大きな病院で働いていると、一年に二、三人は経験する比較的頻度の高い病気である。やっと最近になってインフルエンザ菌のワクチンが承認されたが、四回接種が必要であるうえに自費負担である。しかも一回が五千～七千円と高額であるため、どれだけの子供が接種を受けるかは疑問である。毎年アメリカ小児科学会は、投与が推奨されるワクチンとそのスケジュールを発表する（図1）。時には新しいワクチンが追加されることもある。小児科医はそれを見て、ワクチンを注射する。しかし新しいワクチンの場合、アメリカ小児科学会が投与を推奨しても、まだ一般の保険がカバーしないことがよくある。そのような場合は、保険がカバーするようになるまで数カ月以上待つということも珍しくない。逆に福祉の保険のほうが、新しいワクチンの無料提供をすみやかに開始することが多く、福祉の保険だと新しいワクチンを受けられるが、普通の保険だと受けられないという逆転現象が起こることがある。

◉医療格差の存在

このように、アメリカにはさまざまな保険があり、それぞれ使える薬、できる検査、紹介できる医者が異なっている。そして使える薬も頻繁に変わる。医者は常にこれらのことを考慮しながら患者の診察・治療にあたらなければならず、診療とは別の部分で使うエネルギーの割合が大きい。最先端の医療がどんどん開発されていくなかで、基本的な医療しか受けられない人もたくさんいる。貧乏人と金持ちでは、受けられる医療の質が明らかに異なるのである。そして、金持ちでも中流程度では病気で入退院を繰り返すと、すぐに低所得者層に転落することがまれではない。

◉パラダイスに暮らす人々

ハワイ州には福祉の患者が多い。ハワイは地元産業がなく、一番の収入は観光、二番目は軍の基地関連である。失業率は低いが、これらの仕事は給料が安く、景気が悪くなればすぐに職を失ってしまう。地元の大学を卒業しても、安定した高収入の仕事は多くない。またハワイは、すべての生活物資をアメリカ本土から輸送するために、物価が高い。私がピッツバーグから引っ越してきた時、スーパーマーケットでの値段がすべて二、三割高であり、驚いたものである。夫婦共働きは当たり前で、昼間はオフィスで働き、夜はレストランで働くという仕事のかけもちも珍しくない。アメリカでは金持ちと貧乏人が同じ地域に住むことはない。高級住宅地域と低所得者層地域がはっきり分かれている。オアフ島では、島の西側にアジアからの移民、ポリネシアからの移民やハワイアンなどが多く、一般的に所得が低く、福祉を受けている人が多い。開業して約一年後、ホノルルの中心部のオフィスから、パールハーバーがすぐ目の前に見えるアイエアという町にオフィスを移した。アイエアという地域は、古くから住んでいる人が多い地域であるが、島の西側からも多くの患者がきており、私の患者にも福祉の保険の患者が多くいた。母親たちは子沢山のことが多い。中には兄弟すべての父親が違っていたり、母親に付き添ってくるボーイフレンドがしょっちゅう替わることもしばしばであった。ずっと同じカップルでも、結婚していないこともある。そのほうが福祉からのお金が多くもらえるからである。十代の母親も多く、私の患者で最年少の母親は十三歳、父親は同級生であった。頑張って福祉から抜け出そうとする親もいるが、福祉に頼り切って、いかに無料で多くのものをもらうかということに一所懸命な親もいる。医者として自分にできるだけのことをする一方、できないことははっきりと伝えることも時に必要である。

前述したように、ハワイは他の州に比べて決して豊かな州ではない。しかし車で町を走っていると高級車が目につく。ベンツ、レクサス、ＢＭＷ……。アメリカ本土では医者でも高級車に乗っているのは少数であった。車がないとスーパーにもいけない車社会であり、遠距離ドライブは日常茶飯事。車は実用品であり、とにかく丈夫でよく走るのが一番というのが人々の感覚である。オンボロの車もよく見かけた。しかし、ハワイでは町で高級車をよく見るのである。決して人々の収入が高いわけではない。グアム島出身の友人によると、グアム島ではどんな車に乗っているかで、その人間が評価されるらしい。ハワイはそこまではいかないが、どうも同じような傾向があるようである。ハワイの病院の医師専用駐車場には、これら高級車がずらりと並んでいた。

ハワイの人々はショッピング好きである。アメリカの新聞には年中大売出しの広告が入ってくるが、ハワイの日曜日などのショッピングセンターは大混雑である。クリスマスは、日本で言えばお正月とお盆を兼ねたくらいの一年の節目で、アメリカ本土に住んでいる家族が里帰りし、お互いにクリスマスプレゼントを交換する。家族のみならず、友人、職場のスタッフにもプレゼントを贈る。そのため何十個と買い物をすることになる。この時期によく聞かれるあいさつは、「クリスマスの買い物は終わったか？」である。ショッピングの一番のピークは感謝祭の翌日の早朝大売出し。店は朝六時から、早いところでは朝四時から店を開ける。普段よりずっと格安で買えるため、人々は開店一時間以上前から列を作る。これはチームプレーが必要だそうで、一人はお目当ての特売品にむけて駆け出し、もう一人は早々とレジに並ぶ。そうしないと、すぐレジが長蛇の列になり、一時間以上待つことがよくあるらしい。時には特売品をめぐって、客同士の殴り合いのケンカも起こる。私自身はその話に恐れをなして行ったことはないが、ショッピング好きの私の事務員が、毎年その日の戦果、店の様子を嬉しそうに報告してくれた。

ハワイはアジアからの移民が多く、さまざまな文化が混じっている。その一つに花火がある。中国ではお祝いの日に爆竹がよく使われる。年末になると、スーパーマーケットに花火コーナーが設けられ、大量の爆竹、花火が売られる。爆竹は何百連発という代物。人々はそれを大きなショッピングカートに積んで買っていく。大晦日の夜は、あちこちから爆竹の音が聞こえるが、年越しの瞬間、その前後一時間がピークになる。爆竹の音が延々と間断なく続く。中には音をより大きくするため、火をつけた爆竹をドラム缶に投げ入れたりする。夜十二時になったのを見計らって、見晴らしのいい高台に行ってみると、かなり本格的な打ち上げ花火までがあちこちの家庭から打ち上げられていた。その結果、道路は爆竹の煙で覆われ視界が悪くなり、車の通行が困難になるほどで、病院の救急室は毎年喘息発作の子で大忙しになる。私の事務員は花火好きの人が多い地域に住んでいた。息子の喘息が悪くなるのを心配して、彼女は大晦日をワイキキのホテルで過ごすことを本気で考えていた。あまりにひどい煙害に、州政府が花火購入を許可制にした。許可証一枚を十五ドルで買うと、一定量の花火、爆竹が買えるのである。しかし、それでもいっこうに効果はない。翌日の新聞には七百ドル分の花火を買った人の嬉しそうな写真が載っていた。

第⑩章 開業の売買？

◉後継者をさがす開業医

ハワイで開業して約一年が経ったころ、引退する小児科医から自分の患者を引き継がないかという申し出があった。一年経っても、まだ私の患者数はそれほど増えていなかった。アメリカでは医者が引退する場合でも、勝手にやめることはできない。誰かがカルテを保持する義務がある。原則として、家庭医は患者の今までのカルテをすべて保持している。家庭医を替える場合、それまでのカルテのコピーもしくはサマリーを新しい家庭医に送ってもらうようお願いする。私は途中から、その小児科開業医の患者を引き継いだが、大人になった患者から、ずいぶん以前の予防接種記録のコピーや、ある時期の記録のコピーを時々リクエストされた。もちろん永久に保持する必要はなく、一般的には、最後に診た時から七年間保持する義務がある。小児科の場合、さらに長く、患者が十八歳＋七年間、つまり二十五歳まで保持しなくてはならない。赤ちゃんの時、一度診たら二十五年間保持しなくてはならないのである。このように大人に比べて、小児科のカルテ保持義務の負担は大きい。そのため、医者は自分が引退する場合、後継者を探す。カルテ保持の責任から逃れるためである。長年開業していると、そのカルテの量も膨大なものになる。後継者が見つからない場合、昔は自宅にカルテ保存のための倉庫を作ったそうである。現代ならば、すべてのカルテをスキャンしてコンピューターに取り込んで保存する。そして患者からの問い合わせたがあった時には、カルテを探し出して、リクエストに答えなくてはいけない。

後継者を探すのには、もう一つの大きな理由がある。それはお金である。アメリカでは新規開業の医者が忙しくなるまでには非常に時間がかかる。保険制度上、その地域の患者はすでに家庭医をもっているからである。医者過剰のハワイでは、本土よりさらに時間がかかる。一番手っ取り早いのが、引退する医者の患者をそのまま引き継ぐことである。そうすれば収入も一気に増えることになる。そのため、後を引き継ぐ場合、謝礼を払うのが当たり前になっている。その額は引退する医者の一年間の収入というのが、一つの相場である。この過程は、ちゃんと弁護士を通して、支払う金額、期限まできちんと文書で取り決めるので、謝礼というよりは開業の売買である。ただ、その額が大きいので、話がスムーズに行くとはかぎらず、後継者が見つからないこともあると聞いている。そのような場合、その医者の患者はいろいろな医者に分散されることになる。忙しい開業医グループに加わるのが望ましいが、前述のように、ハワイではグループ開業は少なく、またグループの人間関係の煩わしさを嫌い、個人開業を好む傾向が見られる。

私の場合、開業といっても、家庭医の研修プログラムの教育に関わることを主旨とした非営利団体に雇われた形であり、給料の支払いを受けていた。そのような場合、引退する医者は自分の開業（practice）を売るのではなく、寄付することにより、数年にわたって多大な税金上の優遇を受けることができるそうである。私の団体も、書類手続きのために弁護士に払う費用以外は、多額の金銭を払う必要はなく、寄付された診療からの収入が増える。両者にとって望ましい話である。こうしてホノルルからアイエアにオフィスを移し、その医者の患者を引き継ぐことになった（写真23、24）。

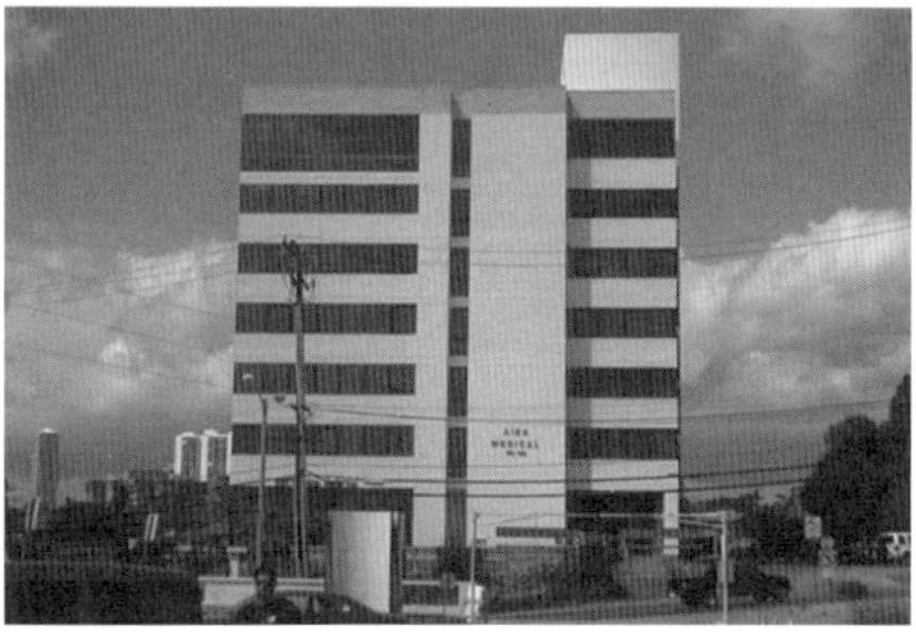

写真23　アイエアメディカルビルディング
（ここに引っ越した）

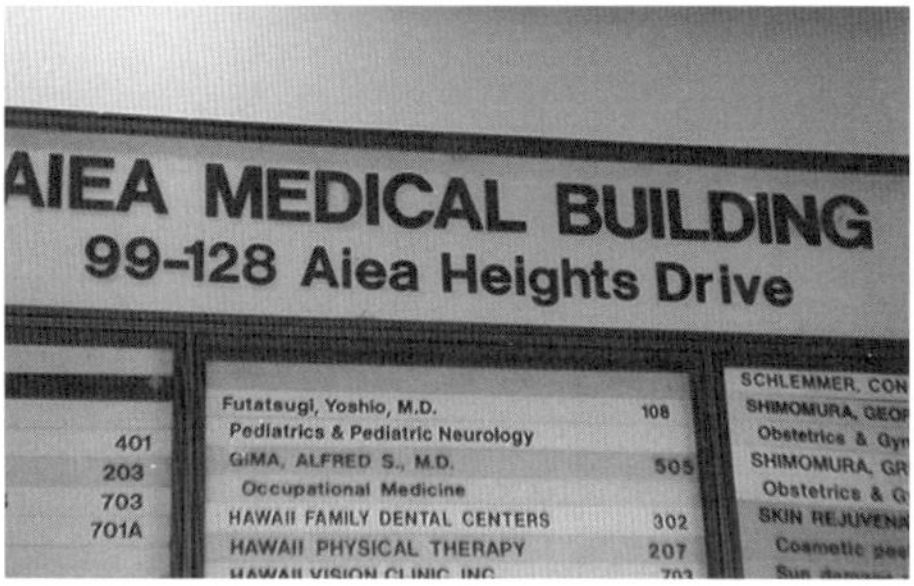
AIEA MEDICAL BUILDING
99-128 Aiea Heights Drive
401
203
703
701A
Futatsugi, Yoshio, M.D. 108
Pediatrics & Pediatric Neurology
GIMA, ALFRED S., M.D. 505
Occupational Medicine
HAWAII FAMILY DENTAL CENTERS 302
HAWAII PHYSICAL THERAPY 207

写真24　アイエアメディカルビルディングの表札

◉ハワイ名物メタボランチ

オフィスビルの一階にコーヒーショップがあり、そこではコーヒーだけではなく、さまざまなプレートランチを売っていた。ハワイがアメリカ本土と大きく違うのが、ご飯がどこでも当たり前のように出てくることである。このプレートランチのボリュームが半端ではない（写真25）。軽く二人前はある。アメリカでは量が少ない店は客が来ない。この店はいつも客が列

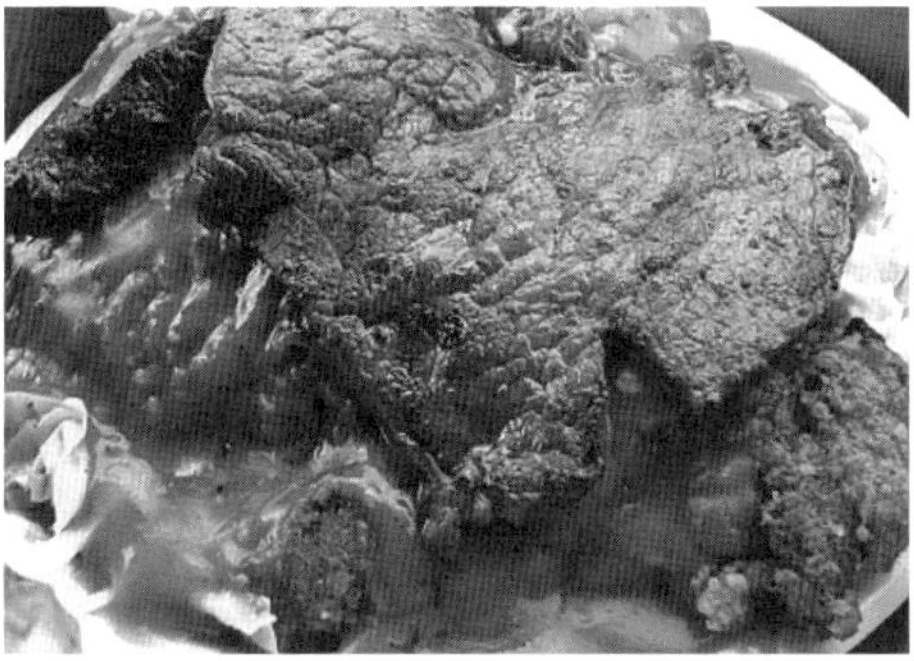

写真25　ボリュームたっぷりのプレートランチ

を作っていた。アラバマにいる時に、肥満に驚いた話を書いた（二十八頁）が、ハワイの肥満も負けてはいない。特にハワイアンやポリネシアの人は大きい。子供も太っているのだが、それを指摘すると、自分たちの骨格がそうなのだと言って肥満を認めないことがある。街を歩いていると、大相撲の曙、小錦クラスの人を時々みかける。しかし日系人も肥満が多く、肥満は遺伝、骨格ではなく、食事が原因だと改めて思い知らされる。

第11章 医療訴訟保険料が二千万円

◉高騰する保険料

アメリカ医療のもう一つの大きな影、それは医療訴訟である。前述したように、アメリカでは医療訴訟に巻き込まれることはまったく他人事ではなく、負けた場合には莫大な慰謝料を請求される。そのため、医者は皆、医療訴訟の保険に加入している。もし保険料の払い込みが遅れて、保険会社が入金を確認するまで一時的に保険のカバーがなくなった時は、医者は休みをとる。もちろん、自分の患者に対して責任があるので、友人にカバーを頼むことになるのだが、一時的な無保険状態は、休むに足る立派な理由になるのである。その医療訴訟保険料がとてつもなく高い。一般的に手技の多い外科系はリスクが高いため、内科系に比べ保険料が高い。外科系の中でも特に高いのが、脳外科、産婦人科、

Did you know?

The average malpractice insurance premium per physician practicing in Hawaii for 3 years or more is:

1. Neurosurgeons
$88,000
2. Obstetricians
$69,600
3. Orthopedic Surgeons
$61,516
4. General Surgeons
$42,000
5. Anesthesiologists
$22,000

MIEC 2007 Premium Rate Schedule

Hawaii Medical Association

写真26　ハワイの医療訴訟保険料

整形外科である。保険料は州によって異なり、また同じ州内でも地域によって差異がある。都会のほうが田舎に比べて訴訟が多く、保険料は高くなる。二〇〇七年の時点でのハワイ州の各専門科の保険料（写真26）は、脳外科が一番高く年間約八百万円、産婦人科は約六百三十万円、整形外科は約五百五十万円、一般外科は約三百八十万円、麻酔科は約二百万円である。この表には載っていないが、一般小児科は保険料が安く、年間約百万円。専門医は責任が重い分、保険料は家庭医より高くなる。私の専門である小児神経の保険料は約百五十万円であった。

保険料は当然保険会社によっても異な

High cost of malpractice insurance

July 27, 2008

High cost of malpractice insurance
Florida doctors pay the highest medical malpractice insurance premiums in the country, with South Florida highest in the state.

	Internist	*Surgeon*	*OB-GYN*
Broward	$53,210	$200,343	$230,248
Palm Beach	$43,181	$161,452	$187,485
Miami-Dade	$54,440	$207,349	$237,629
Rest of Florida	$32,484	$122,809	$141,403

Rates based on a 2007 national survey that included four major insurers in Florida

写真27　全米一高いフロリダの医療訴訟保険料

る。アメリカでは医者が敗訴した時の賠償金の額が大きいため、小さな保険会社の場合、一つの判決により急に保険料が上がることがある。ネバダ大学医学部では外傷センターの医者がいなくなり、昨年十日間、診療を休止せざるをえなくなった。その理由は保険料が四万ドル（三百六十万円）から二十万ドル（千八百万円）に急騰したためである。ラスベガスで十年間産婦人科を開業していた四十一歳の女医は、保険料が四万ドル（三百六十万円）から十五万ドル（千二百五十万円）に急騰したため、診療所を閉鎖した。

◉開業医の逆襲

このように、アメリカでは州により保険料が異なる。全米で一番高いのはフロリダ州である（写真27）。フロリダ州の中でも場所によって異なるが、高い地域では産婦人科の場合、約二千万円である。外科は約千八百万円。一般内

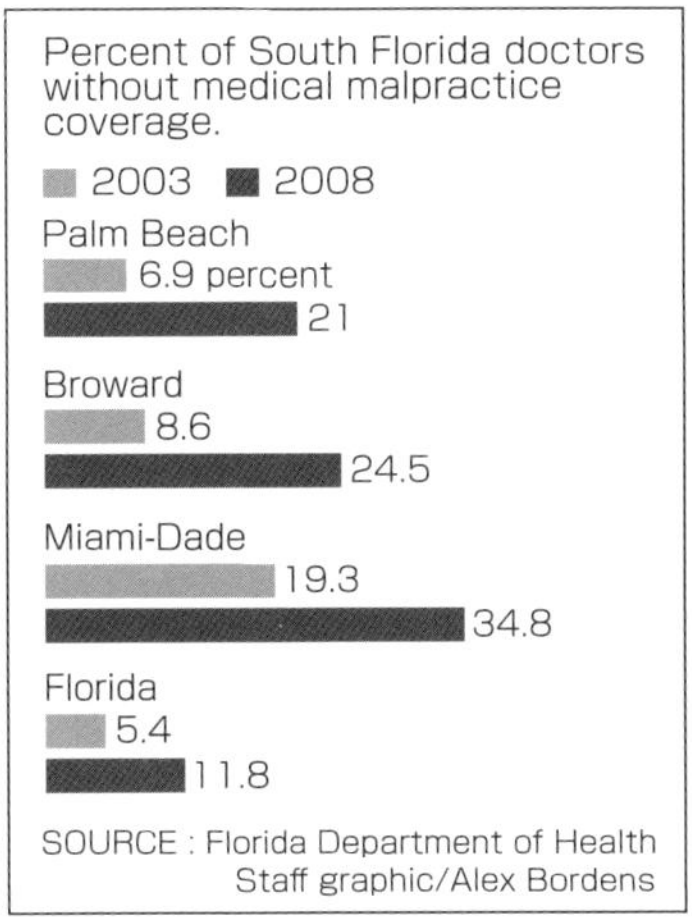

図2　フロリダの医療訴訟保険未加入率

料の場合で約五百万円。これでは保険料を支払うために働いているようなものである。フロリダからは多くの医者が他の州に逃げ出している。ネバダ州ラスベガスでも約一〇パーセントの医者が引退もしくは他の地域に引越しを計画しているとの報告もある。これに対してフロリダ州に残る医者も、この異常な保険料の高騰に意外な手を使って対応している。医療訴訟保険に加入しない医者が増えているのである（図2）。一時的にでも無保険の状態になった場合、仕事を休むのが常識のハワイの医者から見ると、フロリダの医者は「切れた」としか思えない。しかしこれが意外に功を奏している。アメリカの弁護士は金にならない仕事はしない。訴訟には多額の費

Insurance costs
Annual medical liability insurance costs for El Paso doctors covered by the Texas Medical Liability Trust in selected specialties in 2003 and on Jan. 1, 2009.

- Internal medicine: $20,785, $10,728
- Anesthesiology: $32,497, $15,745
- General surgery: $56,196, $26,955
- Obstetrician: $72,869, $36,262
- Neurosurgeon: $113,893, $58,408

Note: Rates based on policy covering $500,000 single claim and $1 million aggregate claims.

Source: Texas Alliance for Patient Access

図3　テキサスで医療訴訟保険料が下がっている

用がかかる。しかし相手が保険に入ってない場合、それに見合っただけのお金を相手から引き出せない可能性が高くなる。そのようなケースは、アメリカの弁護士はやりたがらない。実際にフロリダ州では、医療訴訟専門の弁護士の廃業、そして医療訴訟件数の減少が起こっているそうである。

フロリダ州の場合は、医者が開きなおることによって、ある程度功を奏しているが、もう一つのやり方として、慰謝料の上限枠（cap）を設ける手段がある。テキサス州ではフロリダ州と同じように、医療訴訟保険料のあまりの高騰に、産科医が他所の州に逃げていってしまい、あの広いテキサス州でお産が難しくなってしまったのである。前述（六十三頁）したように慰謝料のほとんどは、実質的な損失ではなく精神的苦痛などの non-economic damage である。慰謝料の判決額に上限を設けたことにより保険料が下がり（図3）、再び産科医が戻ったと聞いている。ハワイ州でも、慰謝料の上限枠を設けようという案が州議会に昨年提出されたが、否決されている。

◉保険料は体重あたり？（安い日本の保険料）

日本に帰ってきて驚いたのが、この保険料の安さである。日本の医者は日本医師会、各専門学会、民間会社などいろいろなところで保険を買うことができる。若干の違いはあるが、だいたい年間四、五万円である。しかも外科系、内科系などの専門科にかかわらず保険料は一律。アメリカでは手技の多い外科系のほうが保険は高いのが当然である。しかも補償額は一億円という信じられない安さである。アメリカでは看護師も訴えられることがあるので、自費で高い保険に入る。ある時、学会でアメリカの看護師と日本の看護師との間で医療訴訟の話になった。日本の看護師が、日本でも訴えられることが増えてきているので高い保険に入っていると話すと、アメリカの看護師が、いくら払っているのかと聞いた。日本の看護師が払っている保険料を言うと、そのあまりの安さにアメリカの看護師が、それは体重一キログラムあたりの値段かと聞いたというエピソードがあるほどである。

第⑫章　アメリカの医学生はつらいよ

◉高額な大学授業料

アメリカで医者になるには、非常にお金がかかる。高校卒業後、四年生の大学、さらに四年間の医学部（medical school）に進む。最初の四年間は日本の教養に匹敵するもので、この四年間だけでは専門職につけない。医者、歯医者、弁護士、薬剤師など、すべて四年間の大学卒業後、さらに四年間の post graduate と言われる、日本の大学院に相当する大学に行く。アメリカで馬鹿みたいに高いものが三つあると言われる。一つは医療費、二つめは弁護士の費用、三つめが大学の授業料である。大学の授業料が年間二万五千～三万五千ドル（二百万～三百万円）は普通である。一般的にアメリカでは私立のほうに有名校が多い。ハーバード、スタンフォード、東部のアイビースクールなどはすべて私立である。アメリカには国立大学というものはない。あるのは州立だけである。その州立大学も地元出身には安いが、よその州からの学生には私立なみの授業料がかかる。寮費などの生活費を加えると一年に三百五十~五百万円かかる。ハワイ大学は州立であり、地元出身者の授業料が年間百万円以下と、他所に比べても格段に安い。しかし若い子たちは親元から外に出たがる。親もできるならば、自分の子供たちにハワイという島に閉じこもるのではなく、外の世界を見せてやりたいと考える。私の患者にも高校三年生が何人かいた。どこの大学に行きたいかと尋ねると、多くの患者はアメリカ本土の大学と答える。親はその答えを聞いて、静かにため息をつく。

普通の家庭では、そんなにお金は出せない。アメリカでは赤ちゃんが生まれた次の月から、子供の授業料のために貯金を始めると言われる。それでも、とてもカバーしきれない。そのため、みんな必死になって奨学金を探す。アメリカでは成功して金持ちになった人間は社会に還元するべきであるという意識がある。また、そうすることにより税金対策にもなる。そのような奨学金がたくさんあり、また優秀な学生に対して大学が奨学金という形で授業料を減免するものもある。彼らはそれをめざす。したがって、実力的にはもっといい大学に入れるのに、奨学金がもらえるからということで、下のランクの大学を選択することも多い。私の患者の一人はアメリカ本土の大学に入って、本人も親も喜んでいた。次の年、その患者が私の診療所にやってきた時、本土の生活はどうかと尋ねると、二年目からは奨学金がもらえなかったので、ハワイ大学に転入したと話してくれた。付き添いの親が、子供には可哀想だが自分たちの生活もあるから仕方がない、もっと大きくなったら理解してくれると思うと、少しさびしそうに話していた。ハーバードやスタンフォードなどの超有名校で奨学金を獲得するのは、至難の業である。奨学金は特別に優秀な学生だけがもらえるわけで、これらの超有名校は、そもそも優秀な学生たちばかりである。そのため、ハーバード大学から合格通知がきたが、お金がないから入学できないという人もいる。貧しい家庭の子が、本人の努力で一流校に行くことは不可能ではない。しかしハーバード大学などに入るためには、夏の特別なサマースクールに行くなどして、それなりの勉強をしないとやはり難しい。それらの費用も高額である。現実的には、お金がないとアメリカの一流校には行けないのである。

◉医学部は超難関

アメリカは学歴社会である。大学を出ていないといい仕事にはつけない。しかし四年間の大学は、一般教養的なものであり、これだけでは専門職にはつけない。以前、家族でフロリダにあるディズニーワールドに行ったことがある。たくさんあるアトラクションの一つに、ボートに乗って川下りをするものがあった。ボートの一番前にディズニーのコスチュームを来たお兄さんが、ジョークを交えながらお客さんを楽しませていた。船が大きく揺れた時、「怖いだろう、でも一番怖いのはこれでも自分が大学を出ていて、こんな仕事をしていることだ」と言っていた。アメリカの大学は相当勉強しないと卒業できないので、大学生は実によく勉強する。特に医学部志望の学生は大学に入っても、遊んでいる暇はない。山のような宿題、レポートを提出させられる。その現実に最初医学部を志望していた学生も、こんなに勉強をしなくてはいけないのならということで進路を変えていく。最初の二年間は「雑草抜き」と言われるそうだ。やる気のない雑草はどんどん引き抜かれて、本当にやる気のある学生だけが残っていく。私の友人はハワイ大学医学部に入る前は、シアトルにあるワシントン大学に四年間行った。彼にシアトルのお勧め観光スポットを聞いたことがある。彼は、大学時代は下宿と図書館と大学の往復だけだったので、あまり知らないと答えた。医学部に入るためには、大学在学中、常に優秀な成績を修めなくてはならないのである。

◉医学生はマルチプレーヤー

医学部も狭き門である。定員の五十倍くらいの志願者があり、それを十倍くらいにしぼり面接する。私の友人の一人、ハワイ大学医学部小児科レジデントプログラムディレクターは、医学部入試の選抜にもかかわっており、彼にどのように学生を選ぶかを聞いたことがある。彼によると、志願者はみんな成績優秀者なので、成績はあまり重要ではないそうだ。成績に関しては、九〇パーセント以上の学生はすべて合格である。次に書類選考で見るのは、「what else?」だそうだ。つまり成績がいいのは当たり前で、それ以外に他の人間と違うどんな点（セールスポイント）があるかを見る。成績がたとえ一〇〇パーセントでも、ガリ勉だけの人間は採らないそうである。そのため、勉強はもちろん頑張らないといけないが、さらに「what else?」のための活動をしなくてはいけない。「What else?」を作るために、医学部受験生は大学卒業後一、二年研究をしたり、働いたりする者も少なくない。そういう理由で、現役で医学部に入れる人間は少ないそうである。

こうして十倍くらいにしぼったうえで面接をする。面接では、受験者の服装、態度をまず見る。服装がきちんとしていない者、口のきき方が悪い者は、成績がどんなに良くても、それだけで不合格となる。そして面接では、正しい答えがないような倫理的な質問などをして、受験者を精神的に追い込み、受験者の人間性を見るように努めるそうである。前述の私の友人が、医学部面接は非常にストレスであると語っていた。

◉高収入をめざして（アメリカの医者の収入）

医学部に入ってからもきびしい生活は続く。アメリカでは各専門科によって収入が違う。それぞれの専門科におけるレジデントの定員が決まっているので、アメリカでは自分がなりたい専門科になれるとはかぎらない。収入の多い専門科は当然競争が激しい。たとえば、脳外科のレジデントは大学病院でも毎年一、二人しか採用しない。全米あわせても約百五十のポジションしかない。脳外科のレジデントの期間は約七年間。その間は超多忙で非人間的な生活を強いられる。しかし無事専門医をとった暁には、彼らは平均年収五千万円を稼ぐリッチな医者になる。それを目標に、全米医学部でもトップクラスの優秀な人間が、自分は脳外科のレジデントで選ばれた人間であるという高いプライドに支えられて、過酷なレジデント生活をサバイバルする。このように脳外科のレジデントになれるのはトップクラスの人間だけで、三流大学の平均的な医学生では、何年かけても脳外科のレジデントにはなれない。一般的に手技のある外科系のほうが、内科系よりも収入が高く、また外科はアメリカ人気質にあうためか、人気がある。外科系で俗にマイナーと言われる耳鼻科、眼科なども難関である。これらの科はレジデントの期間が四年とお手ごろな長さで、精密機械を使うため手技料が高く、収入がいい。ほかには皮膚科。これは救急の少ないライフスタイル、高収入であることから超人気である。MGMA（Medical Group Management Association）という、二十七万五千人の開業医と二万二千五百人の開業医（グループ）のマネージャーをメンバーに擁している組織がある。MGMAの二〇〇六年の調査（図4）によると、一般内科の平均年収は十九万一千五百二十五ドル（約千八百万円）、外科三十三万二百十五ドル（約三千万円）、整形外科四十七万五千七百八十一ドル（約四千三百万円）、耳鼻科三十六万九千百五十四ドル（約三千三百万円）、皮膚科三十九万二百七十四ドル（約三千五百万円）、形成外科四十万八千六十五ドル（約三千六百万円）となっている。表にはないが、脳外科の平均年収は五十七万八千ドル（約五千二百万円）である。アメリカの医学生は、自分の大学の全国的レベル、そしてクラスの中での自分の成績から判断して、自分の進む専門科を絞り込んでいく。自分の志望科の競争率が激しければ、頑張って自分の成績を上げるしかない。USMLE（United States Medical Licensing Examination）というアメリカの医師国家試験がある。Step 1

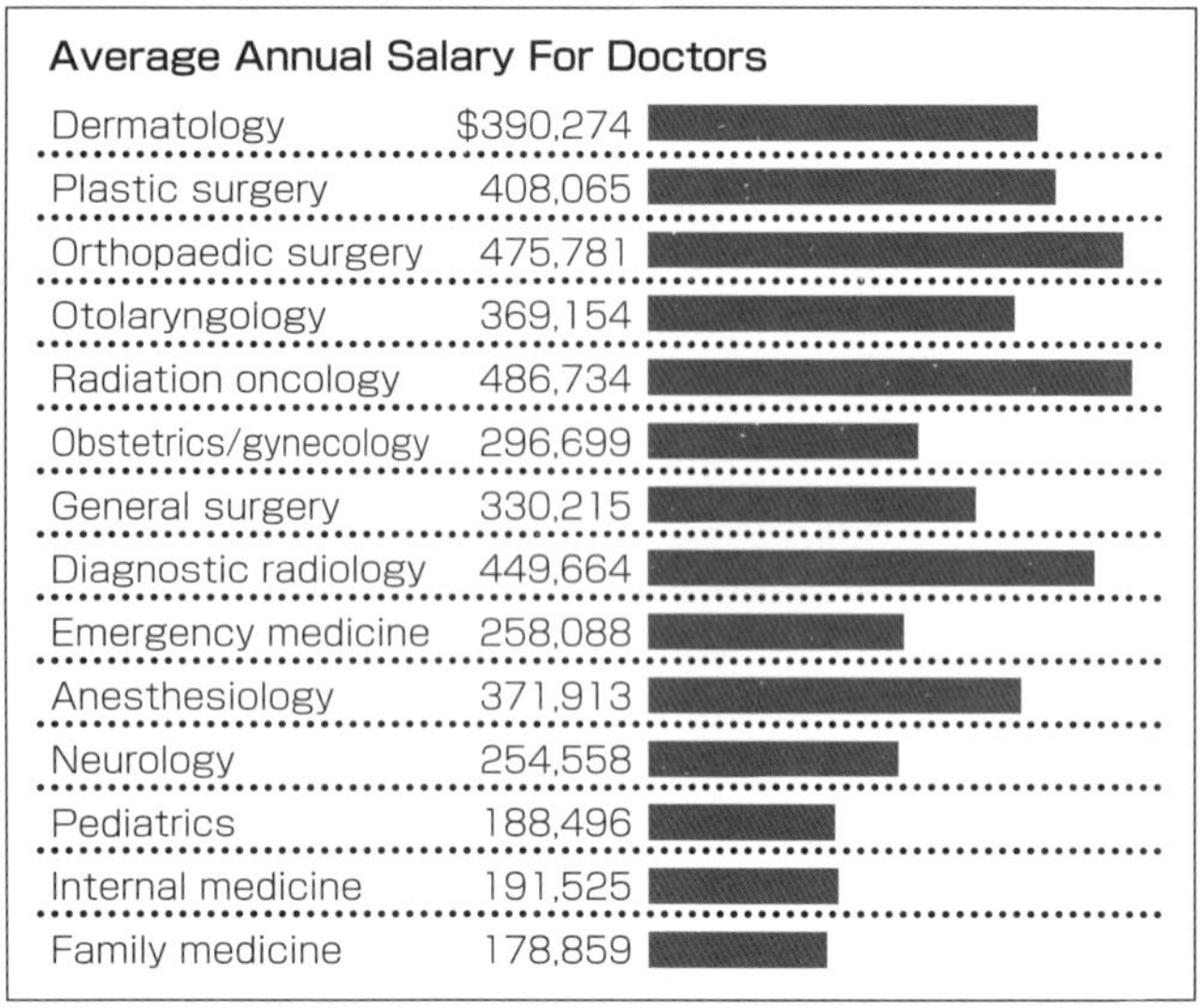

Average Annual Salary For Doctors	
Dermatology	$390,274
Plastic surgery	408,065
Orthopaedic surgery	475,781
Otolaryngology	369,154
Radiation oncology	486,734
Obstetrics/gynecology	296,699
General surgery	330,215
Diagnostic radiology	449,664
Emergency medicine	258,088
Anesthesiology	371,913
Neurology	254,558
Pediatrics	188,496
Internal medicine	191,525
Family medicine	178,859

図４　専門ごとによる医師の平均収入

（基礎医学）において、収入の高い専門科のレジデントのポジションを得た医学生はすべて高得点である（図5）。逆に言えば、高得点を取らないと高収入の専門科のレジデントにはなれない。競争率も当然高い。成績が悪い医学生は最初からあきらめるので、優秀な医学生たちの中での競争となる。皮膚科のレジデントのポジションを得ることができた確率は六一パーセント、形成外科の場合は六三パーセント、整形外科八〇パーセント、耳鼻科八二パーセントである（図6）。医学部の三、四年はすべて臨床実習である。日本の医学生は

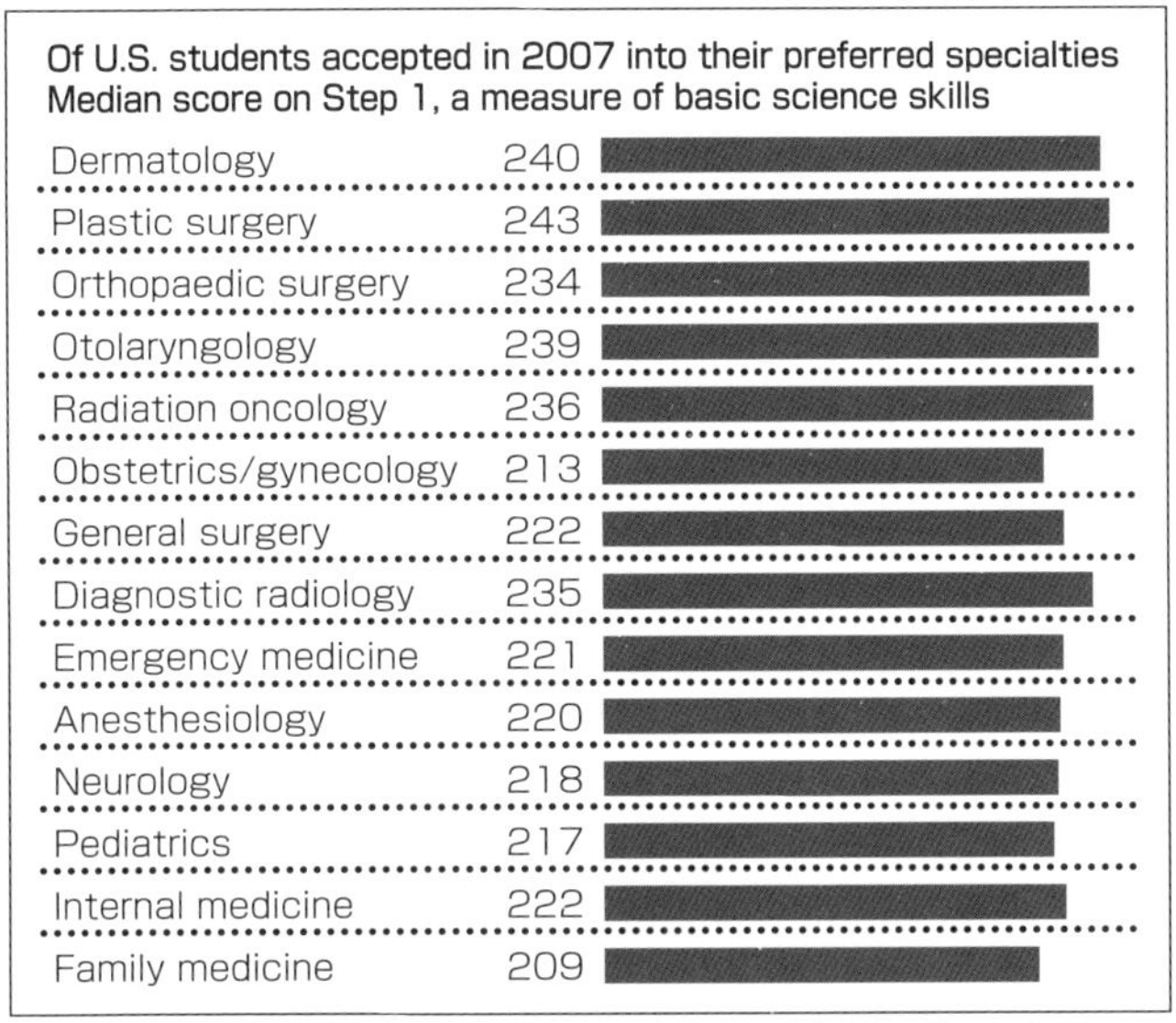

図5　各専門科レジデントの国家試験（step 1）の成績

現場の後ろに立って見学しているだけのことが多いが、アメリカの医学生はチームの一員として、患者をもち、カルテを書き、レジデントと一緒に手技も行う。オーダーでさえも、レジデントの指導、サインのもとに出す。彼らは二年間かけて、すべての診療科をローテーションしていく。そして、それぞれの診療科でレジデント、スタッフから評価を受け、その評価が成績に直結する。そのため、いつもニコニコして好印象を与えなくてはならない。また積極的に参加し、やる気を見せ、どんどんいい質問をして自分の勉強ぶりも披露しな

Percent of U.S. medical students accepted in 2007 into their preferred specialties		NUMBER OF RESIDENCIES OFFERED
Dermatology	61%	320
Plastic surgery	63	92
Orthopaedic surgery	80	616
Otolaryngology	82	270
Radiation oncology	82	142
Obstetrics/gynecology	89	1,146
General surgery	90	1,057
Diagnostic radiology	91	1,035
Emergency medicine	92	1,384
Anesthesiology	94	1,334
Neurology	96	539
Pediatrics	97	2,424
Internal medicine	98	5,517
Family medicine	99	2,603

図6　希望専門科のレジデントポジションを得ることができた比率（競争率）

くてはいけない。常に評価されるストレスは計り知れないものがある。こうした努力の後にめでたく、自分の志望科のレジデントになれる。晴れて志望科のレジデントになれても、そこで終わりではない。レジデントになってからも競争は続く。レジデントとは各専門科においての内科全般、外科全般といった一般的な研修を行うことである。内科を例に挙げれば、さらに循環器、消化器などの専門家になろうとすると、専門研修（フェロー）に進まなくてはならない。ここでも人気の高い（収入のよい）専門科は倍率が高く、ポジション獲得のためにさらなる競争に励まなければならない。有名病院でレジデントをしたほうが、フェローのポジション獲得に有利になる。そのため、将来専門家を志望している医学生は、単にレジデントのポジション獲得を目指すのではなく、できるだけ有名病院でのレジデントのポジションを目指す。

しかし、最近は高収入よりも、家族との時間などのライフスタイルを重視する傾向が出てきている。外科の友人と話をすると、外科医志望のレジデントが減っているという。やや古いデータになるが、二〇〇三年九月のJAMA（The Journal of the American Medical Association）に載った文献によると、一九九六〜二〇〇二年の間にその変化が明瞭に現れている。麻酔科や放射線科の志望者が増え、家庭医や外科医の志望者が減っている（表2、図7、8）。日本でも同様の傾向が出ているようで、それが四年前から始まったスーパーローテーションで顕著になったそうである。以前は、卒業後すぐに大学の専門科に入局することが多かったため、現実をよく知らないまま自分の将来を決めていた部分があった。しかしスーパーローテーションで実際に働いてみて、忙しくて、家族や自分の時間があまりもてない外科、内科などが敬遠され、皮膚科などの専門科に人気が集まってい

表2　アメリカ医学生の志望専門家の推移

Specialty	NO. (%) of Senior Medical Students				
	1996 (n=14,972)	1997 (n=15,122)	1998 (n=15,174)	1999 (n=15,160)	2000 (n=14,966)
Anesthesiology	172 (1.1)	243 (1.6)	382 (2.5)	417 (2.8)	546 (3.6)
Dermatology	33 (0.2)	244 (1.6)	351 (2.3)	317 (2.1)	348 (2.3)
Emergency medicine	1,035 (6.9)	915 (6.1)	880 (5.8)	884 (5.8)	988 (6.6)
Family practice	2,415 (16.1)	2,437 (16.1)	2,223 (14.6)	2,039 (13.5)	1,829 (12.2)
Internal medicine	3,985 (26.6)	3,988 (26.4)	4,077 (26.9)	3,989 (26.3)	3,870 (25.9)
Neurology	212 (1.4)	248 (1.6)	278 (1.8)	264 (1.7)	352 (2.4)
Obstetrics/gynecology	1,120 (7.5)	1,186 (7.8)	1,020 (6.7)	963 (6.4)	880 (5.9)
Ophthalmology	371 (2.5)	371 (2.5)	375 (2.5)	445 (2.9)	455 (3.0)
Orthopedic surgery	596 (4.0)	624 (4.1)	671 (4.4)	671 (4.4)	614 (4.1)
Otolaryngology	335 (2.2)	308 (2.0)	301 (2.0)	315 (2.1)	276 (1.8)
Pathology	239 (1.6)	142 (0.9)	133 (0.9)	154 (1.0)	127 (0.8)
Pediatrics	1,681 (11.2)	1,739 (11.5)	1,904 (12.5)	1,884 (12.4)	1,747 (11.7)
Psychiatry	482 (3.2)	522 (3.5)	454 (3.0)	528 (3.5)	519 (3.5)
Radiology (diagnostic)	499 (3.3)	463 (3.1)	597 (3.9)	703 (4.6)	867 (5.8)
Surgery (general)	1,559 (10.4)	1,437 (9.5)	1,269 (8.4)	1,291 (8.5)	1,278 (8.5)
Urology	238 (1.6)	255 (1.7)	259 (1.7)	296 (2.0)	270 (1.8)

*Percentages may not sum to 100 due to rounding.

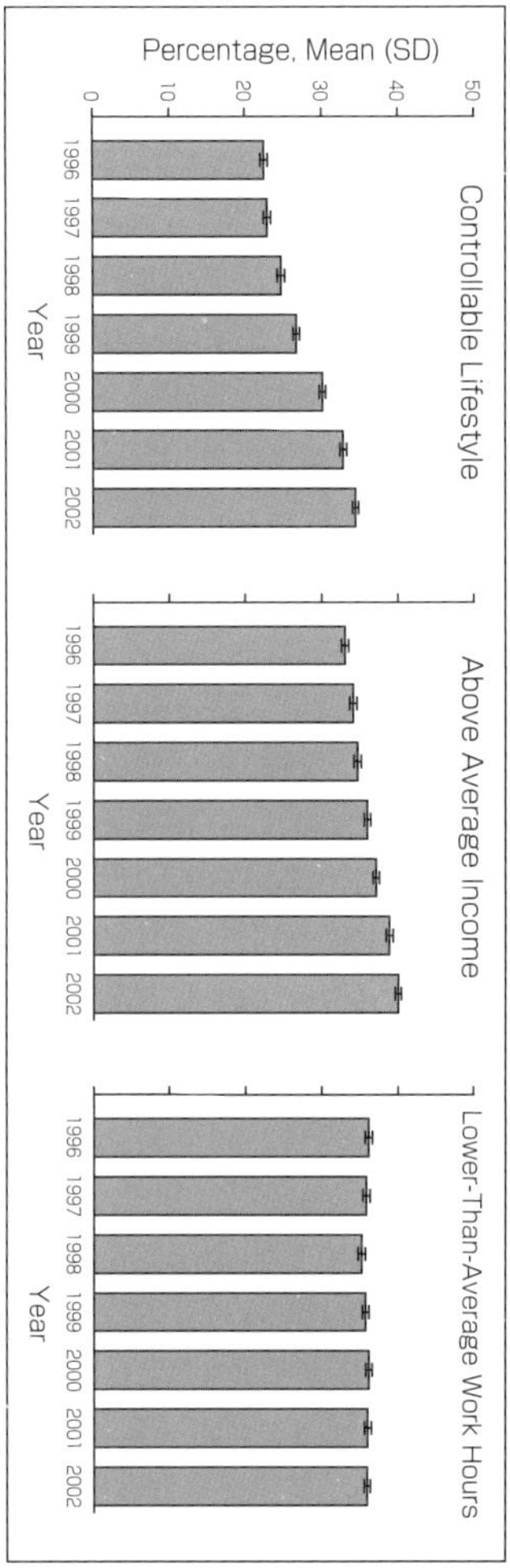

図 7　アメリカの医学生が志望専門科を決める際に重視する要因

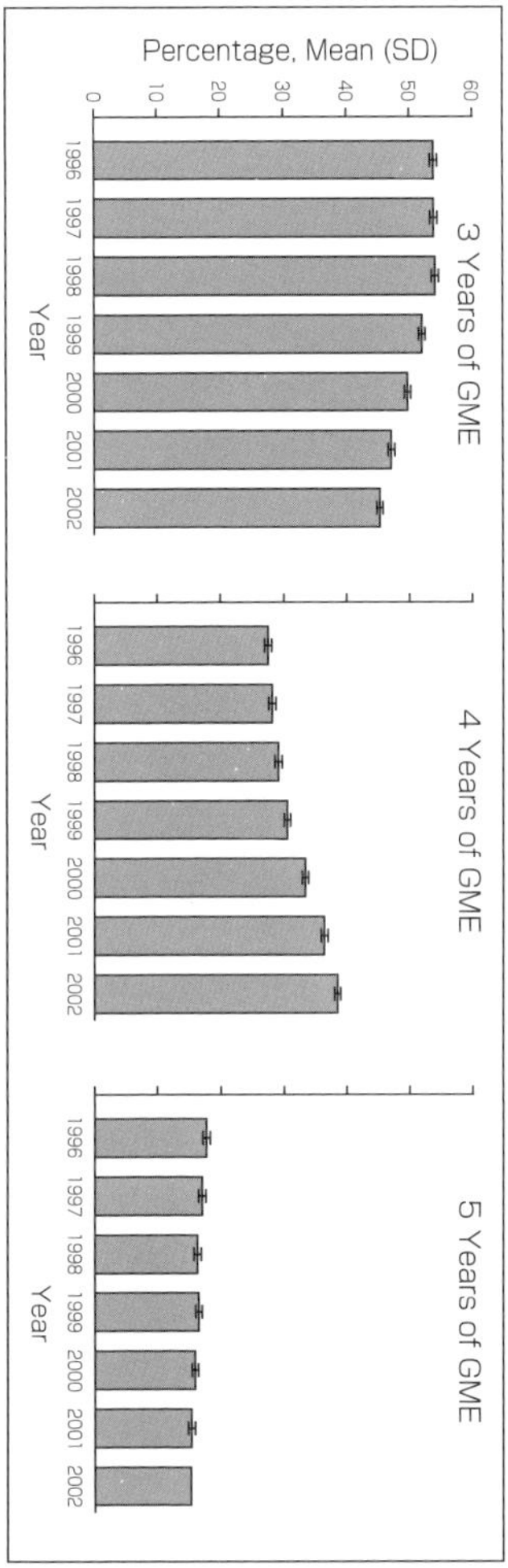

図 8　アメリカの医学生が志望専門科を決める際に，収入をどれだけ重視するかの学年による推移

ると聞く。

◉借金だらけの医学生

先ほど、大学の授業料の高さについて少し述べた（百十三頁）。医学部（Medical School）に入る前の最初の四年間でも十分に高いが、この四年間は比較的奨学金が受けやすい。ところが医学部学生に対しての奨学金はほとんどなく、医学部の授業料は平均年間四万ドル前後（約三百六十万円）である。州立の医学部で地元の人間の場合、授業料が二万ドルくらいのところもあるが、よその州からの学生の場合はやはり四万ドルくらいになる。医学生の親の多くは、それなりに教育熱心で比較的ゆとりのある層である。親が医者の場合も多い。しかし子供が三人いるとすると、とても全員の学費を出すことはできない。頑張って最初の四年間の大学の学費は出しても、とても医学部の学費までは手が回らない。医学生の八〇パーセント以上が、授業料を銀行からローンで借りている。AMA（American Medical Association）によると、医学部卒業の時点での平均借金額は、二〇〇七年の場合、約十四万ドル（約千二百五十万円）である。学費は毎年上がり、それに伴いこの借金額も毎年増加している。この借金は医学部卒業と同時に、返済を始めなければならない。そのためアメリカの医学生は非常に質素である。カンファレンスも無料のランチ（たとえ質素なものであっても）が出る場合は出席率が非常に良くなる。

このように、医者になるためには、多大なお金、時間、労力を費やしている。私はこれらの話を聞いた時、自分の同僚であるアメリカの医者たちを見直した。長年苦労して、ようやく医者になったところで、煩雑な医療訴訟に巻き込まれて、キャリアをふいにされたのではたまったものではない。訴えられないための、過剰検査、過剰治療などの防衛医療を、一概には責められない。アメリカの医者は一般的に鑑別診断などの知識が豊富である。多くの鑑別診断を挙げることができる医者ほど、優秀と考えられている。そして診断ミスがないように、まれな疾患も想定し、すべて検査する。感染症で言えば、原因となる菌を頻度の高いものはもちろん、まれなものまでよく知っている。しかし治療に関しては、まれなものまですべてカバーしようとすると、使う抗生物質は新しい高価なものになってしまう。知識は豊富だが、実際にやっていることは何も知らない医者と同じということになる。よく同僚の小児科医と、毎日、地雷危険地帯を一歩一歩ゆっくり歩いているような心境だと話していた。うっかり地雷を踏めば、運が悪ければ全身が飛び、運が良くても片足くらいはもっていかれてしまう。

第13章　召喚状が届く

◉医療訴訟に巻き込まれる

私自身が直接訴えられたわけではないが、同僚が訴えられた訴訟に専門家として巻き込まれたことがある。患者は十四歳の女の子で、アメリカ人だが父親の仕事で東京に住んでおり、ハワイに休暇旅行で家族と来ていた。東京にいる頃から、母親が少し様子がおかしいのに気がついていたが、あまり気に留めずにハワイにやってきた。ハワイ滞在中に左足の筋力低下と手の落ち着きのない動きが認められるようになり、ハワイ唯一の小児病院であるカピオラニメディカルセンター（写真28）の救急室を受診した。左足の筋力低下があることから、神経の病気と考えられ、私に診察依頼がきた。手の落ち着きのない動きは、chorea という運動異常であった。左足の軽度の筋力低下も認めた。検査の結果、全身性

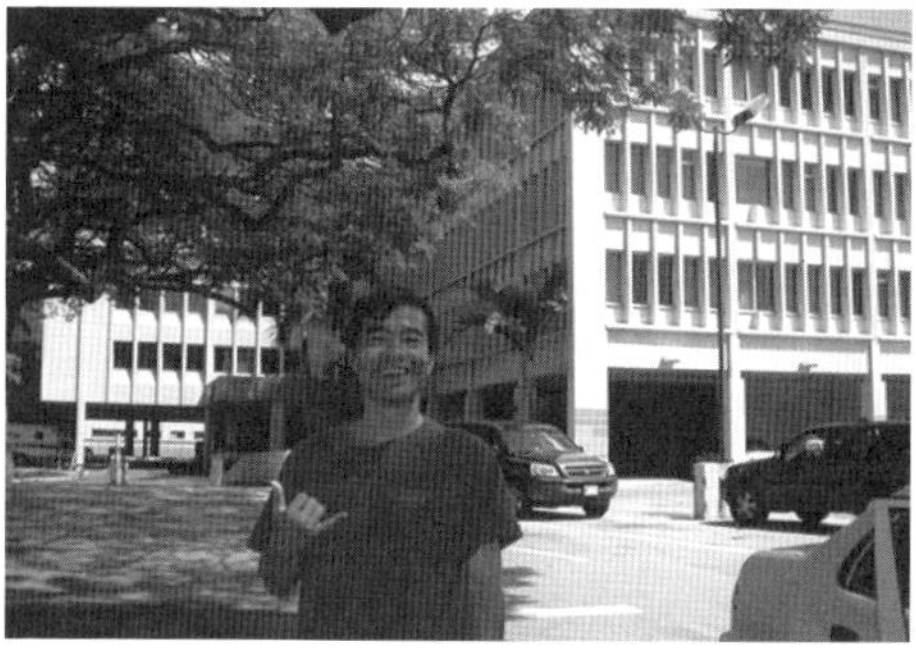

写真28　カピオラニ小児病院の前で

紅斑性狼瘡（systemic lupus erythematosus：ＳＬＥ）という膠原病（自己免疫疾患）と診断された。神経症状もＳＬＥによるものであり、治療は小児リウマチ病専門医に委ねられた。ＳＬＥは難病であり、患者によって出現する症状、薬に対する反応がまったく違う。最初に使われるのはステロイドという免疫抑制薬である。この患者は大量のステロイド投与でいったんよくなって退院したが、再び筋力低下が出現し、再入院することとなった。治療にもかかわらず筋力低下が改善せず、業を煮やした両親がニューヨークの専門科に診てもらうべく転院を希望した。父親は世界的なコンピューター企業の東京支店の重役であったので、転院も自家用飛行機をチャーターしてというものであった。転院後の経過は何も知らせられなかった。

四年ほど経ったころ、一通の手紙がオフィスに届けられた。それも私本人に直接手渡ししてサインをもらうという、配達証明での郵送であった。手紙の内容は、四年前のその患者の両親が小児リウマチ病専門医を訴えているらしいということであった。どういうことかよく分からないので、私が加入している医療訴訟保険会社に手紙のコピーをファックスで送り問い合わせてみた。担当者が言うのには、「これは裁判所からの正式な召喚状（subpoena）である。あなたは訴えられていないが、その患者を診たことがあるので、患者側の弁護士が専門家としてのあなたの意見を聞きたい（expert witness）ということである。ただし、うかつなことを言うとあなたにまで火の粉が飛んで訴えられることがありうるし、そういうことは珍しくない。こちらの費用であなたにも弁護士をつけるので、前もって準備しておいたほうがよい」とのことであった。思った以上に大事のようである。保険会社が雇ってくれた弁護士に会って、話を聞くことになった。

彼は中国系の温厚な雰囲気の弁護士であった。彼の話では、患者はニューヨークに戻ったあと、徐々に回復したが後遺症が残り、車椅子を使う生活だという。患者側はハワイでの最初の治療が不適切であったとのことで、小児リウマチ病専門医を訴えているという。そして彼女の治療にかかわったすべての医者に、それぞれの専門家の立場から意見を聞くべく、召喚状を送っているという。患者側の弁護士はニューヨーク出身。ハワイなら、このような場合にかかる時間は三十分から長くても一時間だが、相手側は最低二、三時間はとってほしいと言ったそうで、私の弁護士も驚くとともに少し緊張していた。これはますます用心しなくてはいけないと、気を引き締める。私の弁護士からのアドバイスは、「相手の質問には、はっきりイエスかノーを言う。分からない場合は、分からないと言う。推測でものを言っては絶対にいけない。長々としゃべると、相手は言葉尻をとらえてつっこんでくるから、手短に答えよ」というものであった。とりあえず、私の弁護士が患者側の弁護士役になって予行演習を行う。私の答えに対して、「ドクター、その言い方はまずい、このような表現に直すべきだ」と細かくアドバイスを受ける。海千山千の人間の質問に、表現に気を使いながら外国語で答えなければならないのである。えらいことになったなと思いながら、練習を続けた。カルテのコピーを取り寄せ、相手の質問にスムーズに答えられるように、知識を整理して準備する。

訴えられた小児リウマチ病専門医は、日系人で非常に優秀な医者であった。カルテを見れば、その医者がどれだけ優秀かは容易に分かる。医者もベテランになると、だんだん細かい記載をしなくなるものである。しかしその医者のカルテは、ポイントをしっかり押さえながらも、実に細かいところまで記載されてあった。人間的にも尊敬できる医者であり、患者が難しい症例であったこともあるが、患者と親に毎日多くの時間を割いて治療にあたっていた。地元の患者であれば、外来フォローを続けていくうちに強い信頼関係を築くことができる。そのような場合は、たとえ不幸な結果に終わっても訴えられることは少ない。この患者の場合は、旅行者であったため、十分な信頼関係を築くまでに至らなかったかもしれない。そう思うと、訴えられたのは運が悪かったといえる。

◉一言一言に気をつけて（証人喚問）

いよいよ当日。場所は裁判所ではなく、自分の好きな場所でよいとのことであったので、慣れない場所は避けて、私のオフィスで行うことにした。参加者はニューヨークからやってきた患者側の弁護士、保険会社がつけてくれた私の弁護士、訴えられている医者の弁護士、裁判所から派遣された記録係、そして私である。私の弁護士は、相手の質問に対して、不適切であると意義を唱えることはできるが、どう答えるかについては一切私にアドバイスをしてはいけないことになっている。ニューヨークの弁護士はベテランのいかにもやり手といった雰囲気の弁護士である。簡単な挨拶のあと、さっそく始まる。全員が患者の外来、入院カルテのコピーを持っている。ニューヨークの弁護士が私に、私がカルテに記載した部分を読むように指示する。そしてところどころでストップをかけ、この記載はどういう意味であるかと質問をする。私の弁護士の話によると、弁護士というものは無意味な質問は一切しない。質問する時はすべて自分の中で答えをもっており、自分にとって有利な言動を引き出すためにするのだそうだ。実際彼は、私から小児リウマチ病の専門医の治療が不適切であったという言質を引き出したいのである。同じことを表現を変えて、何度も繰り返し聞いてきた。このプロセスを、私が記述した入院、外来すべての記載に対して行った。私自身はリウマチ病専門医の治療は間違ってはおらず、ただ結果的にうまくいかなかったと思っている。しかし、専門家でない私がそんなことを言うことはできない。私自身に火の粉が飛ばないように、またできるならば同僚も守ってあげたいと思いながら、全神経を集中して彼の質問に答えた。ニューヨークの弁護士がすべての質問を終えたのが、開始から約二時間半後であった。終わった時はさすがにぐったりと疲れた。

翌日、訴えられている小児リウマチ病専門医に対する聴取が行われたそうだが、何と始まりから終わるまで約十時間かかったそうである。二時間半でもぐったり疲れたのに、それを十時間続けるのは拷問に等しい。私の弁護士によると、原則としては八時間以上やってはいけないそうである。ただし聴取される側が許可を与えた場合、それ以上行ってもよいということである。八時間で互いの合意のもとに途中終了した場合、ニューヨークの弁護士は一晩ホテルで頭を冷やして問題点を整理して、改めて再開できることになる。十時間ぶっ通しで行って終了した場合は、それ以上再聴取はできない。たぶん医者側の弁護士は一気に終わらせる作戦をとったのだろうという話であった。

私への事情聴取の会話はすべて裁判所から派遣された速記人が記録しており、後日タイプされて届けられた。それを細かくチェックして、自分にとって不利な発言は修正する機会が与えられる。弁護士と相談して、最終チェックを行い、裁判所に提出して記録として残される。こうして、すべての医者に事情聴取して、和解にもっていくか裁判所で争うかを決めることになる。数カ月後に私は日本に帰国する予定になっていた。私の弁護士は、再聴取の可能性もゼロではないが、私が帰国して外国にいること、その場合の私の渡航費用を患者側が負担しなくてはならないことなどから、たぶんもう呼び出しはないと言っていた。その後の結末はまだ聞いていない。

今回の経験は直接訴えられたわけではなく、証人喚問（expert witness）という形であったが、医療訴訟の一部を垣間見ることになった。一言でいえば非常にストレスである。

expert witness でこれだけ疲れたのだから、自分が訴えられた時のストレスは想像に余りある。自分の同僚に改めて聞いてみたところ、同じような経験、もしくは訴えられた医者はかなりいた。訴えられるということと、その医者の力量とはあまり関係がないように思われる。医者としての実力に疑問符がつき、患者に対する態度のあまりよくない医者が訴えられるのなら理解できるが、実力もあり、人間味ある医者が訴えられるのは納得がいかない。私の知っている小児放射線科医は、そろそろ引退する年齢であるが、その知識、経験の豊富さは同僚たちから尊敬されており、人間的にもとてもいい人である。その医者が今までに何度も訴えられたことがあると話してくれた。その中には言いがかりとしか言えないようなものまであった。運が悪かったとしか言いようがない。中には訴えられてストレスのあまり、開業をやめた医者もいた。またやめないまでも、うつ状態になった医者の話も聞いた。一部の例外はあるかもしれないが、ほとんどの医者は基本的には、真面目に忙しく患者の診療にあたっている。良い医者を廃業にも追い込みかねない過度の医療訴訟は、社会にとっても損失である。

第⑭章

そろそろアメリカ生活も終わりに

◉引退しても訴えられる?

今回のケースは、初診から四年後に訴訟が起こされた。訴訟は何年後かに起こることが多く、たとえ引退しても、以前診ていた患者から訴訟を起こされることが十分ありうる。医療訴訟保険は大きく分けると二つのタイプがある。一つは保険加入期間中に診た患者に関しては、保険をやめたあとも保障してくれるタイプ。もう一つは保険加入期間のみ保障してくれるタイプである。ただでさえ保険料は高いのだが、前者のほうはさらに高くなる。そのため、後者の保険のほうが多い。その場合、引退した開業医は、新たな保険を買う必要が出てくる。これは tail coverage と言われ、開業中に入っていた保険会社から買うことができる。tail coverage のみを他の保険会社から買うことは難しいようである。その医者の開業期間、専門、今まで訴えられたことがあるか否かなどにより保険料が変わってくる。保険会社によっても違うだろうが、私の場合、一括払いか三年間の三回払いの選択が可能であった。私の tail coverage は、開業期間が約七年間とあまり長くなかったこと、また専門が内科系ということもあって、比較的安いほうであった。それでも保険料は一括で払うと約二百万円であった。アメリカに引き続き住む場合は、この保険は必須である。しかし私のように日本に帰国する場合は、主権の違う国の国民を訴えることになり、弁護士にとって非常に煩雑な仕事になるらしい。いろいろな意見を聞いたうえで、判断する必要がある。

◉若者の国アメリカ

アメリカには、ビザ取得のために二年間帰国していた時期を除くと、合計で十五年間住んでいたことになる。日本にそろそろ帰ろうかと考えるようになった理由はいくつかあるが、大きな理由の一つに、アメリカは若者の国であるということである。若者にとってアメリカは非常に刺激的な国である。世界各国からさまざまな人種の人間がやってくる。英語が話せなければ人間扱いされないが、下手であろうと英語を話して、一所懸命頑張れば、たとえ外国人にでもチャンスを与えてくれる。それら一つ一つのチャンスを大事にして成果を上げれば、それなりに認められて上層にいけるのである。しかしずっと全力で走り続けなければならない。日本の研究者の場合、たとえまぐれあたりでもLancetのような有名雑誌に論文がいくつか載って、いったん教授になれば一生教授でいられる。しかしアメリカの場合、常に成果を出し続けていないと、すぐに窓際に追いやられてしまう。全力で数年間走れと言われれば、それは可能だと思う。しかし生涯三割バッターであり続けるのは、けっこうしんどいものがある。

私がアラバマで研修をしている時に、アメリカ人のチーフレジデントと話をした時のことである。彼はこう言った。「YOSHI、残念ながら自分の国アメリカは、君の国日本と違って、年寄りを大切にしない。自分が年を取った時、子供に面倒をみてもらおうなんて期待してはいけない。自分たちが一所懸命働くのは、将来いい老人ホームに入るためだ」私にとってはびっくりする意見であった。しかしアメリカの老人ホームは非常に高い。たいしたことのない普通の老人ホームでも、入所料が月二十万円はざらである。ハワイの病院も看護師は不足している。そのため、フィリピン人の看護師がとても多い。フィリピン国内では給料のいい仕事がないため、多くの看護師は海外へ行く。今やフィリピンは看護師の輸出国である。私の事務員はフィリピン人で、その多くの友人が老人ホームで働いている。彼女の話では、英語の不自由な日本の老人たちに対する扱いはひどいものらしい。英語が不自由なため、聞こえないふりをしたり、英語でひどいことをこれみよがしに言ったりすることもあるそうだと、彼女は憤慨していた。保険会社は老人ホーム保険を積極的に勧める。自分が交通事故で死ぬ確率よりも、老人ホームに入る確率のほうがはるかに高いのだからと言って。しかしその保険料が高い。もちろん保険加入時の年齢、種類によるであろうが、私の年齢で月五万円くらいが相場であった。それでも将来老人ホームに入った時のことを考えたら、はるかにお得だそうである。

アメリカでは引退した時点で、裕福な暮らしをしている人は人口の一パーセント、裕福ではないがそれなりにやっていける人が三、四パーセント、子供の援助を受けている人が五パーセント、何らかの形で福祉の世話になっている人が九〇パーセントという話を聞いたことがある。九〇パーセントの人たちもちゃんと仕事をもって、引退まで普通に働いていた人たちである。少し信じがたいが、自分もしくは家族が健康を害して入退院を繰り返したら、すぐに破産だなと思う。老後、異国で暮らすのは容易ではない。私の友人が保険のセールスをしていた。彼女は日本人で、私に老人ホーム保険への加入を熱心に勧めた。

帰国の予定を話したところ、彼女は「日本に帰ることができるのなら、そのほうがいいです。日本はずっと安い費用で老人介護も受けられますから」と言って、帰国を喜んでくれた。ハワイには、アメリカ人と結婚して子供ができたが、数年して離婚、子供が大きくなって英語しか話せないため、日本に帰りたくても帰れない人がたくさんいる。帰ることができる時に、日本に帰ることに決めた。

◉子供の教育

息子はバイリンガルである。私はアメリカに永住することを考えていたが、人生は何が起こるか分からない。将来日本に帰ることも考えて、子供にはちゃんとした日本語を身につけさせようと思った。私たちが初めて渡米した時に一歳だった息子は、研修修了後、ビザの関係で二年間日本に帰国しなければならなかった時は小学校二年生になっていた。その時は、英語はペラペラで、日本語がややぎこちない感じであった。二年後再びアメリカに戻ることが決まっていたので、この二年の間に英語を教えるべきかどうか迷った。帰国子女の会というものがあることを知り相談してみたところ、おもしろい話を聞いた。一つの説によると、言葉というものは生活言語と教育言語の二種類がある。生活言語は日常会話であり、教育言語は国語の読み書きである。小学校低学年の時期に、日本語ならば漢字の書き取り、英語ならばスペリングを習う。この教育言語がその人の primary language になるというのである。まず一つの言語が primary language として身につくと、他の言語が second language として身につく。しかし、この小学校低学年の教育言語を身につける時期に、たくさんの言語を教えると、バイリンガルではなく、すべてが中途半端なサブリンガルになるというのである。そういうものかなと思い、小学校二年生から四年生までの日本滞在中は、一切英語は教えなかった。その間に息子の日本語はしっかりしたものになったが、同時に英語はすっかり忘れたのである。二年後、ピッツバーグに戻った時、息子が周りの人が何を言っているかさっぱり分からないと言った時には驚いた。覚えるのも早いが、忘れるのも早いのである。そして再び流暢に英語を話せるようになるのに、約一年かかった。これは子供の性格にもよると思われる。社交的な子はもっと早いであろうが、おとなしい息子の場合は一年かかったのである。以前ペラペラだった子供でも、意外に時間を要するものだと思った。

アメリカに住んでいる日本人家庭では、子供がまったく日本語を話せないということは珍しくない。そういう家庭では、親と子供が英語で会話をしていた。そのため、我が家では英語を禁止した。会話と読み書きの両方ができて、はじめてバイリンガルと言えると思う。ハワイでも、両方できると仕事の選択の幅は広がるが、ただ日本語がしゃべれるだけでは、仕事も限られる。アメリカの大きな都市には、日本の文部科学省が校長先生を派遣する、日本語補習校というものがある。これは、主に駐在員などで二、三年間の短期でアメリカに滞在する家庭の子供を対象にしたものである。アメリカと日本では、学校で教える内容の進み具合が違う。日本に帰国した時にちゃんとついていけるように、週末に一度、日本の進み具合に合わせて、国語、算数を中心に授業をするのである。もちろん長期滞在の家庭の子供も通うことができる。何しろ一週間分を一日で教えるのだから、漢字の書き取りを含めて、宿題がたくさん出される。子供たちはせっかくの週末に、また別の学校に行かされるので文句たらたらである。しかし義務教育期間である中学までちゃんと続けた子供は、しっかりした日本語の基礎ができる。その時は泣いて嫌がっても、大人になった時に、親に感謝する子が多い。息子もこの補習校に中学まで通った。さらに、国語力をつけるために、日本にある児童書の専門書店から毎月お勧めの本を送ってもらった。子供に見合った本を探すのは難しい。その点、児童書専門の書店から、毎月送られてくる本はおもしろいと見えて、息子は楽しく読んでいた。これらを通してバイリンガルになることができたと思う。バイリンガルになるためには、ただ外国に住むだけでは不十分で、やはり子供も二倍努力する必要がある。

日本に帰国することが決まった時、それまでほかの友人たちと同様、アメリカの大学に行くつもりであった息子は、進路をどうするか迷った。日本が好きで、将来は日本で働こうと考えていた息子は、日本の大学に行くことを決め、現在日本の大学に入るべく勉強をしている。

第15章　再び日本へ

◉また浦島太郎

二〇〇八年七月、約十年ぶりに帰国した。沖縄にある基幹研修病院の一つ、豊見城中央病院で働くことになった。医学部を卒業して最初の数年間、そして途中二年間日本で働いた経験があるとはいえ、やはり戸惑うことが多い。大きな驚きは診療報酬の低さである。アメリカでは私の専門である小児神経の初診の場合、約四十五分から一時間かけて診察をする。アメリカでの専門家の診断は責任が重い。専門家がつけた診断は、ある意味無条件でずっとついてまわる。そのため、診断が間違っていた場合、訴えられることも多い。診察料は、どれだけ患者の疾患が複雑かにもよるが、約三〜四万円である。日本では同じことをしても、風邪と一緒で二百七十点、二千七百円と十分の一以下である。これではアメリカと同じことをするのは不可能である。日本の保険制度では数をこなさないとやっていけない。アメリカでは、ていねいに患者を診ることと比較して、日本の三分診療を批判する意見もあるが、それを実行するには患者の負担が十倍以上になる覚悟が必要である。逆に患者の立場になった場合、日本の医療費の安さは驚きである。妻が家の中で転倒し、膝頭を強打した。大きく腫れて痛みも強い。すぐに自分が勤務している病院に連れていき、救急室のスタッフに診ていただいた。レントゲンを撮り、幸い骨折していないことを確認すると、整形外科の医者にもコンサルトしてくれた。整形外科の医者が穿刺による血腫除去の処置をしてくれた。すべて終わり、帰る時の支払いが約二千五百円であった。アメリカで同じことをしてもらうと、軽く十倍以上の支払いは覚悟しないといけない。あまりの安さに感激したものである。日本の医療は、医者が安い診療費で、膨大な数の患者を診ることによって支えられているといえる。医療費負担が増加しているとはいえ、まだまだ日本では患者が気軽に医者に行くことができる。アメリカでは医者に行く場合、つい懐具合を考え、我慢することもある。腕がよいとの評判の医者でも、予約がとれるまでの待ち時間は別にして、日本では診てもらうことができる。高額な検査、治療をしても、高額療養費の制度が限度額以上を払い戻してくれる。したがって医療費で家を取り上げられることもない。もちろん、問題点は多いと思う。しかし、患者にとってはありがたい国であると、久しぶりに日本に帰ってきて思うのである。

◉あせらず、ぼちぼちと

アメリカで行っていたことがそのまま日本でできるわけではない。そもそも医療システムが違うのである。それを短期間に行おうとすると、患者、スタッフ、同僚の医師たちに混乱を引き起こす。一つ一つの疾患に対して、なぜここではこの治療を行っているか、その医学的理由は何か、さらに社会的理由は何かを考える必要がある。それを理解したうえで、今まで自分がアメリカでやってきたことをどのように取り入れるかを考える必要がある。今はまだ試行錯誤をしているところである。アメリカにいる時も、機会あるごとに研修医に教えてきた。しかし同じ教えるなら、やはり日本人の若い医者に教えたい。日本の研修医はアメリカ人に比べると大人しい。しかしこれが日本人の気質である。彼らにあった教え方をしていくことが求められる。今まで自分が学んだ知識、経験を、次の世代を担う若い医者たちに少しでも教えていけたらと思っている。

あとがき

アメリカの医療には光と影がある。光の部分に関しては、多くの人が、いろいろな場所で語っており、この本ではあえて、影の部分、あまり情報が伝わっていない部分に重点を置いて述べた。だからと言って、私はアメリカの医療を否定しているわけではない。その光の部分は今も圧倒的な輝きを放っており、改善されてきているとはいえ日本の卒後研修教育は、まだまだ及ばないのが現実である。アメリカでの経験、出会った素晴らしい人たちは、私を一回りも二回りも成長させてくれた。若い一時期、エネルギー一二〇パーセントで戦うという経験をもつことはとても幸せなことだと思う。

時々どうしたらアメリカ留学できるかと聞かれることがある。自分の経験、そして留学した友人たちを見ていると、一番大事なのはどれだけ強く留学したいという気持ちをもっているか（motivation）であるような気がする。確かに優秀な人間のほうが少しは留学しやすいかもしれない。しかしアメリカ留学は絶対にスムーズにはいかない。よくまあこれだけいろいろ出てくるなあと関心するぐらい、障害物の連続である。その一つ一つを乗り越えるにはけっこうエネルギーが必要で、時にはもうだめかなと思うこともある。そういう時に続けるか、あきらめるかの分かれめは、その人がどれだけ強く留学したいという気持ちをもっているかだと思う。そして、いろいろあがいていると、けっこう道は開かれていくものである。

アメリカは問題点が実に多い。しかし私が好きな点の一つは夢をもつこと、そしてそれに向かって努力する人間を決してばかにしない点である。アメリカンドリームというのは、何もない人間が自分の才能と努力で金持ちになることである。現実には、アメリカンドリームの実現は非常に難しい。しかし夢に向かって努力する人間を賞賛し、チャンスを与え、そして頑張れば認めてくれる懐の深さをアメリカはもっていると思う。

アメリカ留学を誰にでも勧めるわけではない。留学する前（ＵＳＭＬＥの勉強、レジデントのポジション探し）、留学中（レジデント、フェローシップ）、留学後（自分の力を発揮できる職場探し）とすべて大変であるわりには、達成感以外にはあまり報われないことも多い。実際、研修終了後の自分に合った職場探しは容易ではなく、帰国後の日本で十分な再適応ができない人もいる。しかし、もし生まれ変わって同じことをやるかと聞かれたら、きっと「Ｙｅｓ！」と答えるであろう。

平凡な医学生であった私が、渡米、そしてハワイで開業という経験ができたのは、半ば奇跡のようなもので、ひとえに多くの人がいろいろな形で助けてくれたおかげである。私の友人、先生、両親、兄姉、出会った多くの人たちに感謝したい。最後に、私のわがままにつきあって、いろんな場所についてきてくれた、妻と息子に心から感謝を捧げたい。

【著者略歴】
二木　良夫（ふたつぎ　よしお）

1984年	新潟大学医学部卒業
1984～1987年	沖縄県立中部病院　小児科研修医
1987～1988年	沖縄県立八重山病院　小児科
1988～1991年	名古屋大学小児科，大垣市民病院
1991～1992年	ワシントン大学セントルイス小児病院　小児神経フェロー
1992～1995年	アラバマ大学アラバマ小児病院　小児神経フェロー
1995～1996年	ハーバード大学ボストン小児病院　脳波てんかんフェロー
1996～1997年	ピッツバーグ・マーシー病院　小児科シニアレジデント
1997～1999年	トヨタ記念病院小児科
1999～2001年	ピッツバーグにて小児神経グループ開業
2001～2008年	ホノルルにて小児科，小児神経科開業（2002～2008年，ハワイ大学医学部小児科臨床助教授）
2009年～	豊見城中央病院小児科部長，高知大学医学部非常勤講師

資格：日本小児科専門医，米国小児科専門医，米国小児神経科専門医

Dr. Yoshi☆アメリカ開業医はつらいよ！
～留学から15年、私が見た本当のアメリカ医療～　　＜検印省略＞

2009年7月7日　第1版第1刷発行
定価（本体1,000円＋税）
著　者　二木　良夫
発行者　今井　　良
発行所　克誠堂出版株式会社
〒113-0033　東京都文京区本郷3-23-5-202
電話　(03)3811-0995　振替00180-0-196804
URL　http://www.kokuseido.co.jp
印　刷　三報社印刷株式会社

ISBN 978-4-7719-0357-9　C3047　￥1000E